失业率会拖累公众健康吗？

——基于中国数据的分析

王箐 著

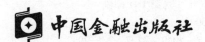
中国金融出版社

责任编辑：任　娟
责任校对：张志文
责任印制：丁淮宾

图书在版编目（CIP）数据

失业率会拖累公众健康吗?：基于中国数据的分析
(Shiyelü hui Tuolei Gongzhong Jiankangma?：Jiyu Zhongguo
Shuju de Fenxi) 王箐著 . —北京：中国金融出版社，2016.3
　ISBN 978 - 7 - 5049 - 8427 - 2

　Ⅰ.①失…　Ⅱ.①王…　Ⅲ.①失业人数—关系—居
民—健康—研究—中国　Ⅳ.①R16

中国版本图书馆 CIP 数据核字（2016）第 047059 号

出版
发行　中国金融出版社

社址　北京市丰台区益泽路 2 号
市场开发部　（010）63266347，63805472，63439533（传真）
网上书店　http://www.chinafph.com
　　　　　　（010）63286832，63365686（传真）
读者服务部　（010）66070833，62568380
邮编　100071
经销　新华书店
印刷　北京市松源印刷有限公司
尺寸　148 毫米×210 毫米
印张　6
字数　103 千
版次　2016 年 3 月第 1 版
印次　2016 年 3 月第 1 次印刷
定价　20.00 元
ISBN 978 - 7 - 5049 - 8427 - 2/F. 7987
如出现印装错误本社负责调换　联系电话(010)63263947

前　言

　　在过去的三十多年，伴随着社会经济发展，中国民众的健康状况发生了巨大的改善。然而，从发展速度来看，中国健康指标增长率明显滞后于社会经济的发展步伐。旧的健康风险还没有化解，新的健康威胁，如新型传染病、慢性病、健康不平等等问题陆续出现。

　　很多人坚持"唯经济增长是从"，认为只要经济发展了，健康状况自然而然就会改善。国际研究结果对此却兜头浇了一盆冷水。有的研究发现，低失业率状态下，健康可能恶化；而高失业率状态下，健康可能不降反升。

　　经济发展正在进入新常态，转变经济发展方式成为必然。"民生优先"被确定为国家资源配置的中心原则，大健康产业成为"十二五"发展规划的重点。在宏观经济的框架内投资于人民健康，消除影响卫生发展的各种不利因素，将经济发展的成果转化为国民健康素质的改善，促进健康改善和宏观经济协调发展是中国重要的发展目标。

　　如何实现以人为本，促进健康改善与宏观经济协调发展齐头并进，尤其在经济波动的时候，还是一个尚未解决的问题。尽管国外学者已经开展了一些研究，但是现有的研究主要集中于发达国家，而关于发展中国家包括中国的研究还很少。更重要的是，学术研究方法存在漏洞，还没有统一的研究结论。在中国，究竟失业率升高对健康没有影响、存在不利影响，还是健康水平可以逆经济周期波动有待回答。

本书选择失业率这个被广泛认可的衡量宏观经济的指标，分析失业率对公众健康的影响。对公众健康的分析分为三个维度：健康行为、健康结果（包括宏观死亡率，微观生活质量指数、身高体重比、慢性病患病情况）和健康不平等。首先，基于格鲁斯曼健康需求模型分析失业率对健康行为、结果和健康不平等的影响机制，提出理论假设。在此基础上，综合使用宏观与微观数据，应用调查失业率和登记失业率两种指标，实证估计在中国，失业率对民众多种健康行为、结果和健康不平等的影响，并就协调经济发展和卫生事业提出相关的政策建议。

本书首次尝试使用中国具有代表性的微观数据分析失业率对健康行为、结果和健康不平等的作用。不同于以往的研究，本书使用格鲁斯曼健康需求模型系统总结失业率对健康的影响，提出实证分析的理论框架，并使用多种计量方法解决现有研究的漏洞，希望为这一领域的研究添砖加瓦！

最后，感谢自然科学基金青年基金（71503059）和中央高校基本科研业务费专项资金资助［DUT15RC（3）062］的资助！

目　录

1 导论

1.1 经济发展与健康：目标与现实的碰撞

1.1.1 中国健康改善明显滞后于经济发展

改革开放三十多年来，中国从高度集中的计划经济转型到充满活力的社会主义市场经济，经历了经济高速增长，成为全球第二大经济体。中国社会经济发展带来的医疗技术进步、物质条件改善和社会福利优化推动了国民健康的进步。几十年来，中国的健康状况发生了巨大的改善。20世纪80年代，中国平均预期寿命仅为60岁，1990年达到71岁；2010年，中国平均预期寿命为74.5岁，2050年中国人口预期寿命将达到81岁（Riley，2004）。

然而，从发展速度来看，中国国民健康指标增长率明显滞后于社会经济发展步伐。中国政府年均卫生投入不足国内生产总值的5%，卫生投入的平均增长速度低于经济增长的速度。虽然自2009年国家医改以来，卫生服务规模不断增长，但与发达国家相比，中国健康水平还处于低位，与中国第二大经济体的地位差距明显。旧的健康风险还没有化解，新的健康威胁陆续出现。我国居民营养不良的比例仍然维持高位，营养过剩问题却逐步凸显；传染病的阴霾尚未退去，慢性病的治疗又迫在眉睫。重大公共卫生事件不断侵扰民众健康，进入 21 世纪以后，甲乙类法定报告传染病死率总体呈现逐年上升的趋势，"非典"、禽流感、猪流感等新型传染疾病不断出现，我国正在迎来慢性病高发期、高负担期：慢性病发病率迅速上升，并呈现年轻化趋势。目前确诊的慢性病患者超过 2.6 亿人，慢性病占我国人群死因构成的 85%、疾病负担的 69%。经济发展的城乡差距、地区差距问题也反映在了卫生领域，表现为城乡居民疾病模式的差距、地区之间卫生服务和健康水平的差距。2010 年全国人口普查数据显示，我国农村人口的预期寿命比城市至少低 5 年；收入差距导致居民在获得医疗卫生服务数量和质量方面存在较大不平等，甚至出现了因病致贫、因病返贫的现象。随着我国社会经济的不断发展和人民生活水平的提高，我国居民对健康的需求也不断增加，我国医疗卫生资源相对匮乏，城乡之间、地区之间医疗差距较大所带来的矛盾日益显性化。

1.1.2 国民健康和宏观经济协调发展是我国重要的发展目标

经济发展进入新常态，转变经济发展方式成为必然选择。"民生优先"被确定为国家资源配置的中心原则，"以人为本"成为发展的基本依据，大健康产业被列入"十二五"发展规划重点。作为民生福祉的内涵，国民健康与经济发展的相互关系是根本性的：健康既是人类发展的永恒目标，也是人类发展必需的工具。在宏观经济的框架内，投资于人民健康，消除影响卫生发展的各种不利因素，将经济发展的成果转化为人民健康素质的改善，保证卫生事业的发展与全面小康社会所要求的宏观经济战略与政策相连接，制定出切合我国国情和发展阶段的卫生战略和政策，促进健康和宏观经济协调发展是中国重要的发展目标。

自2003年"非典"爆发以来，中国开始了前所未有的关于"看病难、看病贵"议题的社会大讨论，其中宏观经济与健康投资是核心问题。2005年9月，联合国开发计划署驻华代表处发布《2005年人类发展报告》，将国民健康指标作为评价中国发展的重要指标。该报告指出，中国自改革开放以来在人类发展方面取得了非凡的成就，然而，差强人意的是中国在医疗卫生领域的表现，中国市场化的医疗卫生改革不够成功。该报告成为我国推动宏观经济和国民健康均衡发展的"催化剂"。2009年，国家医疗卫生体制改革随之启动，医药卫生体制改革纳入政府目标责任考核体系。党的十八届三中全会又明确提出了发挥市场在资源配置中的决定性作用。国家层面始终关注宏观经济与健康投资的衔接，寻找宏观经济和国民健康齐头并进的发展模式。

1.1.3　失业率与国民健康趋势关系到政府卫生投入

来自发达国家的某些研究发现，失业率走高时，人口更健康。高失业率期间，机动车事故减少，空气污染严重程度削弱，养老院人力素质提升，高能量饮食、不运动等不健康行为减少，人口健康会因此改善（Giovannelli，2013）。上述结论为控制经济衰退期间的卫生投入提供了新的证据。有的学者提出应严格控制医疗费用过快增长，以防止各级财政支出压力过大导致的"医疗费用社会经济危机"（UNDP，2010）。然而，失业率攀升意味着生产力萎缩和收入减少，而这往往带来精神压力增大、健康投资下降等问题，蕴含健康风险。失业率对健康的影响还要看具体的社会经济环境。

中国作为一个发展中国家，在经济发展阶段和社会福利制度上与发达国家存在较大的不同。如果随着失业率攀升，国民健康恶化，那么我们没有理由减少高失业率期间的卫生投入，甚至应该考虑卫生投入逆经济周期增长。因此，失业率对国民健康的影响直接关系到中国未来卫生投入政策的制定，具有重大现实意义。

鉴于经济发展与健康改善协调发展的重要性，以及健康改善落后与经济发展的现实，本书将站在人类发展的高度，以失业率这一权威易得的指标衡量宏观经济情况，从理论和实证两个层面系统讨论宏观经济波动对国民健康的影响。

1.2　失业率升高，健康恶化：不一定！

2001 年 1 月，世界卫生组织（WHO）在总干事布伦特兰博士的倡导下成立了宏观经济与卫生委员会（CMH），专门研究健康与宏观经济发展之间的关系。同年 9 月，宏观经济与卫生委员会发布了《宏观经济与卫生：投资健康领域　促进经济发展》。该报告指出，必须要在宏观经济的视野中研究健康问题。该报告评估了健康在全球经济发展中的地位：宏观经济与健康的关系非常密切，经济的发展为卫生医疗事业发展提供了物质、技术基础；卫生事业的发展反过来推动宏观经济的发展，两者相辅相成，相互促进。"提高贫困人口的健康水平，延长他们的寿命是千年发展目标本身的目的，是经济发展的基本目标，也是实现与扶贫有关的其他发展目标的途径。"该报告提出了"投资卫生领域，促进经济发展"的新的发展思路。宏观经济与卫生委员会提出了考察全球经济发展和健康问题的一个新的视角，激发学者就宏观经济状况，特别是失业率对健康的影响展开研究。

1.2.1 研究结论不统一，研究方法有待改进

Brenner（2005）是应用时间序列数据分析这一问题的代表人物。Brenner（2005）使用 1930—1970 年的时间序列数据，对失业率与健康的关系进行了大量研究。Brenner（2005）的研究表明失业率对健康存在不利影响：失业率升高，国民健康恶化。但是，时间序列数据分析存在一系列偏误，如变量滞后期的选择过于主观，难以控制测量误差和不可观测变量。有学者试图采用不同方法弥补上述技术漏洞。遗憾的是，学者们在弥补上述漏洞后，应用时间序列数据的分析不能复制 Brenner 的研究结果。

鉴于时间序列数据的不足，学者使用国别或者地区层面的面板数据分析宏观经济对健康的影响。面板数据有利于消除不可观测效应，近期的研究多是基于面板数据进行的，但面板数据的分析结果并不统一。19 世纪的瑞典（Svensson，2007）、2000—2006 年的美国（Luo 和 Florence，2011；Naudi，2012）、20 世纪 80～90 年代的中国台湾和环太平洋亚洲国家（Lee，1997；Catalano、Hansen、Hartig，1999）的自杀率以及斯堪的纳维亚半岛体重过轻的新生儿比重数据（Catalano、Hansen、Hartig，1999）均显示失业率与健康水平负相关。鉴于有的学者认为并非是失业率，而是收入导致国民健康的变化，Ruhm（2006）剔

除了收入对心脏病死率的缓释作用，考察美国 1979—1998 年 20 个州急性心肌梗死（AMI）病死率面板数据，发现失业率每降低 1 个百分点，急性心肌梗死病死率仍会上升 1.3%。

　　然而，二战后某些时间段，美国、德国和日本均出现了健康结果随着失业率升高而改善的态势（Neumayer，2004；Granados，2005；Ruhm，2000；Gerdtham 和 Ruhm，2006；Granados，2009；Granados，2005；Ionides、Wang 和 Granados，2011；Dehejia 和 Lleras-Muney，2004）。Bonamore 等（2015）基于欧洲 23 个国家 2000—2012 年的分析数据指出，健康水平和失业率的关系可能是非线性的。当前使用面板数据的研究还没有剥离其他宏观经济因素的影响，依然受到自相关、遗漏变量问题的困扰（UNDP，2010；Hsiao 和 William，2004）。

　　目前，有的学者尝试使用微观数据分析失业率和健康水平的关系。不过，受限于数据的可得性，目前仅有两篇研究，且研究结论不一致。Drydakis（2015）基于希腊 2008—2013 年劳动力市场面板数据的分析表明，失业率不利于健康水平的改善，且随着经济衰退程度的增加，宏观经济对健康水平的影响程度加深。Giovannelli（2013）使用美国行为风险监测数据，发现高失业率期间，美国健康水平并没有下降。

鉴于研究结论的不一致和计量方法的缺陷，本书拟使用中国宏观和微观面板数据，采用多种方法，控制其他宏观经济因素，解决遗漏变量的问题，并使用滞后变量解决失业率和健康存在的内生性，推进失业率对健康影响的研究。

1.2.2　发展中国家，包括中国研究匮乏

现有的研究数据主要来自于发达国家，基于发展中国家的研究较少。发展中国家社会经济状况，如收入水平、社会福利制度均与发达国家有所不同，这可能会影响失业率对健康的影响结果。Ferreira 和 Schady（2009）提出，当经济衰退出现在发达国家的时候，健康水平未必下降；但是在发展中国家，随着经济衰退，健康水平总是下降，来自印度尼西亚和泰国的数据支持了这一判断（Hopkins，2006）。然而，不是所有发展中国家的研究都支持失业率和健康负相关的论断。Hopkins（2006）发现马来西亚失业率与健康的相关度并不明显。在墨西哥，失业率升高反而降低了心脏病发病率（Quast 和 Gonzalez，2014）。

中国是现今世界上经济增长最快的国家，其经济增长的结果举世瞩目。但是，国内对卫生发展与宏观经济关系的探讨不多，且研究方法较为落后，主要应用国家层面的时间序列数据，借助向量自回归（VAR）模型、向量误差修正（VEC）模型讨论中国宏观经济状况对健康的作用。

现有的研究肯定了经济发展对健康的正面影响（蒋萍、田成诗、尚红云，2008），但研究同时表明，经济增长对健康的长期影响和短期影响不尽相同（王新军、韩春蕾和李继宏，2012）。从长期影响来看，二者正相关，但在一定阶段，宏观经济的健康效应并不相同，而是与经济发展的阶段相关（胡善联，1995；石静和胡宏伟，2010）。具体到失业率对健康的影响，尚没有相关研究。

鉴于发展中国家，包括中国对此问题的研究数量有限，研究方法存在缺陷，研究结论不统一，有必要应用中国数据评估失业率对健康的影响。本书拟扩展格鲁斯曼（Grossman）健康需求模型，从理论层面分析失业率对健康的影响机制，并结合中国宏观和微观面板数据，采用多种模型分析失业率对健康行为、结果和健康不平等的影响。

1.2.3　社会发展阶段和民生政策差异可能导致失业率对健康的差异化作用

关于研究结果的差异，经济发展阶段和民生政策可能是部分原因。在发达国家，居民的收入积蓄相对富足，能够起到缓冲经济波动的作用，延滞失业率对健康的负面影响（Suhrcke 和 Stuckle，2012）。此外，政府干预政策作为社会大环境的重要组成部分，也直接影响着失业率与健康的关系。健康水平的进步既取决于可用资源，也取决于资源分配。尽管失业率增加，经济水平降低，但是通过将更多的资源分配给卫生事业，同样可以保证健康水平的逐步改善。1929—1933 年，美国爆发了大萧条。在此期间，那些社会保障制度较为健全的城市的居民健康水平并没有因为失业率升高而受到负面影响。政府政策以及救援计划在维护健康方面扮演了重要角色。救援计划保证了稳定的营养、住房和卫生保健条件，婴儿死亡率不但没有上升，反而出现了明显下降，成人死亡率的变化也不大。Hessel 等（2014）解释爱尔兰和希腊地区失业率对健康的差异作用，Hopkins（2006）解释印度尼西亚、泰国和马来西亚地区失业率对健康水平的差异化影响时，不约而同地将原因归结为社会政策。

市场化经济促使中国经济飞速增长，但在这个阶段，国民健康状况改善的步伐却明显减缓，缓于市场化经济改革之前。Lee（1997）认为这可能与中国在市场化改革后，集中精力搞经济建设，忽视了社会保障制度的相关建设。目前，我国正在经历经济结构转型和流行病学的转变，宏观经济和国民健康正在进入一个新的发展阶段。在新的发展阶段，失业率和健康的关系如何，如何扭转宏观经济状况对健康的不利影响，将经济发展成果惠及民众健康值得分析。

1.3　研究内容

本书综合使用中国调查失业率和登记失业率，从理论和实证两个层面系统探讨宏观经济对健康行为、结果以及健康不平等的影响。首先，本书将宏观经济变量纳入格鲁斯曼健康需求模型，拓展格鲁斯曼健康需求模型，从理论上分析失业率对健康的作用机制；其次，综合使用宏观与微观数据分析失业率对健康行为、结果和健康不平等的作用方向和程度。本书共分为 8 章。

第 1 章是"导论"，描述选题视角和背景，综述已有的文献，提出问题并介绍本书的内容、方法、创新和不足。

第 2 章是"失业率影响健康的理论机制：基于格鲁斯曼健康需求模型"。本章基于格鲁斯曼健康需求模型评价失业率对健康行为、结果和健康不平等的影响。国内外相关研究的理论解释均是基于实证分析的逻辑判断，没有系统的理论分析。本书拓展格鲁斯曼健康需求模型，纳入宏观经济变量，分析失业率对居民健康以及健康不平等的作用机制，提出理论假设。格鲁斯曼健康需求模型作为可量化的微观数理模型，已被广泛应用到我国居民健康的研究上，其适用性已经得到验证。

第 3 章 是 "失业率影响健康行为的实证分析：以吸烟、饮酒为例"。中国是烟草和酒精消费大国。失业率攀升带来的经济和心理压力可能是吸烟和酗酒的潜在决定因素，而吸烟和酗酒会引发多种疾病。鉴于健康行为对健康结果的重要性，而失业率对健康结果的影响不能立即显现，本章以吸烟和饮酒作为具有代表性的健康行为，使用中国健康和营养调查（CHNS）微观数据，应用固定效应模型、Logit 回归实证分析失业率对失业人群和就业人群健康行为的影响。

第 4 章 是 "失业率影响死亡率的实证分析：基于省级面板数据"。死亡率是在宏观层面衡量健康结果的关键指标，本章使用省级面板数据，应用固定效应模型、2 – step GMM 估计和无限期滞后模型，分别估计了失业率对死亡率的长期影响和短期影响。考虑到死亡率和失业率之间可能存在反向因果关系，本章使用工具变量等方法解决失业率和健康存在的内生性问题。

第 5 章是 " 失业率对个体健康的影响：基于微观个体数据的分析"。已有的研究主要使用宏观层面的数据分析失业率对居民健康水平的作用程度。然而，无论是时间序列的分析，还是面板数据的分析，都存在研究缺陷。随着研究的深入，使用微观数据进行研究正在成为趋势，但我国还没有此类研究。使用微观数据研究失业率对居民健康水平的作用程度可以弥补国内研究的空白，便于国际比较。本章使用中国健康和营养调查1990—2011年个体微观数据，应用随机效应模型实证研究失业率对不同健康指标，如生活质量指数、高血压发病情况、肥胖指数的作用程度。

第6章是"失业率对健康效应的异质性影响：基于中国健康和营养调查数据"。理论和文献综述表明，失业率对健康的影响可能具有异质性的特点，即对不同人群，失业率对健康的影响存在差异。本章使用中国健康和营养调查1990—2011年个体微观数据，将总样本根据年龄、性别、婚姻状况、收入、教育和工作情况划分为不同样本，分别评价失业率对各个子样本的影响。

第7章是"失业率对健康不平等影响的实证分析：基于中国健康和营养调查数据"。健康包括健康水平和健康分布。以往的实证研究主要探讨了失业率对健康水平的影响，忽视了失业率对健康分布的影响。第6章的研究发现，失业率对不同人群健康的影响是不同的，甚至可能是相悖的，只研究失业率对总体健康的作用，忽视失业率对健康分布的影响程度不能全面评价失业率对健康的作用。本章使用中国健康和营养调查1990—2011年个体微观数据，使用倾向分值匹配方法找到相似的治疗组和控制组，以减少样本差异带来的偏差。然后，使用倍差法研究失业率对居民健康分布的作用程度。

第 8 章是" 结语和政策建议"。本章总结研究结论，提出政策建议。提出政策建议是研究的重要目的。本章结合理论模型和实证研究结论，从健康的宏观影响因素、与健康协调发展的经济政策、应对宏观经济波动的政府卫生投入策略和规避宏观经济波动引致健康冲击的社会福利制度建设四个维度，提出有利于我国经济发展和居民健康和谐发展的政策建议，并为其他国家如何发展经济、改善健康、消除卫生不平等提供理论依据和经验总结。

1.4　研究方法

本书结合了理论分析和实证分析两种方法，运用格鲁斯曼健康需求模型分析失业率对健康的影响，综合使用宏观和微观数据描述和分析失业率对我国健康行为、结果和健康不平等的作用，涉及的具体研究理论和方法主要如下。

1.4.1　格鲁斯曼健康需求模型

本书基于格鲁斯曼健康需求模型，从理论的角度来研究我国失业率对健康行为（以吸烟和饮酒为例）、结果和健康不平等的影响方向和程度。格鲁斯曼健康需求模型将健康看作一种人力资本，通过对健康需求的选择来确定最优的健康投资和健康结果。格鲁斯曼健康需求模型作为可量化健康影响因素的微观数理模型，已被广泛应用到我国居民健康需求的分析中。更重要的是，格鲁斯曼健康需求模型可以拓展，分析宏观变量对个体健康需求的影响，并转化为实证计量模型，适用于本研究内容。

1.4.2 宏观面板数据分析方法：固定效应模型、2 – step GMM 估计和无限期滞后模型

本书使用双固定效应模型，消除不可观测效应的影响，评价失业率对国民健康水平的短期影响，并对宏观面板数据进行平方根检验，保证数据的平稳性。鉴于宏观经济状况与健康指标间存在双向因果关系（Chakraborty，2004），本书使用 2 – step GMM 估计和工具变量来解决这一内生性问题（Wooldridge，2001）。考虑到失业率对健康的影响可能存在较长的滞后性，本书使用动态面板模型估计失业率指标对健康的长期影响。该模型借鉴 Neumayer（2004）的方法确定滞后的期数，使用 Arellano 和 Bond（1991）GMM 的方法来估计。

1.4.3 微观面板数据分析失业率对健康水平的影响：多层线性模型

本书使用了多层线性模型，同时控制了个体层面的变量和城市层面的变量，应用随机效应模型、随机效应 Logit 模型，使用了聚类稳健标准误，实证分析失业率对个体健

康的影响。因变量包括生命质量指数、肥胖程度、高血压患病率等多个健康指标,关键自变量为样本居住地区的失业率指标。

1.4.4 微观面板数据分析失业率对健康不平等的影响:倾向分值匹配的倍差法模型

本书使用中国健康和营养调查个体微观数据,应用随机效应模型、随机效应 Logit 模型,采用聚类标准误,对比检验失业率对不同人群健康结果的作用。失业率对不同特征的人群存在差异化影响。在验证了失业率对健康的作用具有异质性的基础上,本书进一步使用倾向分值匹配(Propensity Score Matching)的倍差法(Difference - in - Differences)模型检验失业率对不同人群差异化影响的程度。使用倾向分值匹配方法来匹配样本,可以保证治疗组和控制组的可比性,减少样本差异带来的偏差。在此基础上,本书使用倍差法估计失业率对健康不平等的影响。

1.5 本书的特点

1.5.1 可能的贡献

首先,在选题和研究内容上,以往关于我国健康影响因素的研究侧重于微观层面,忽视了宏观层面的影响因素。现有的研究表明,宏观经济状况也是影响健康的因素，且二者的关系未必如传统观点认为的经济发展与健康结果正相关：高失业率状态下，健康水平可能不降反升。这使部分国外学者提出经济衰退期间可以减少卫生投入。我国正处于转型时期，经济发展和健康是我国重要的发展目标，促进二者和谐发展关系到国计民生。国内学术文献对这方面的研究还比较少，所以本书以失业率这一被广泛使用的宏观经济指标衡量宏观经济情况，分析我国宏观经济状况对健康的作用，并据此对健康改善和卫生投入提出相关政策建议，具有重要的实践意义。

以往研究还没有关注失业率对不同人群以及健康不平等的影响。这存在一个潜在的问题：不同人群的健康对失业率作出了反应，结果可能有正有负，相互抵消，各类人群健康变动的加总可能为零。此时，基于总体健康水平，不考虑不同人群健康变动的政策选择是不进行干预，这显然不是最合适的政策选择。因此，本书关于宏观经济对健康不平等影响的研究深化了对二者关系的讨论，提出失业率不仅会对失业人群健康产生影响，还存在溢出作用，对就业人群的健康产生影响，并且失业率对健康的影响具有异质性特点。失业率对不同人群健康的差异化作用可能会转化为与收入相关的健康不平等。这一研究结论有利于提出更为细致、科学的政策建议。

其次，在理论分析上，本书将我国关于失业率和健康的关系提升到了一个理论的高度，基于格鲁斯曼健康需求模型，系统分析宏观经济对健康以及健康不平等的作用，具有重要的学术理论创新意义。

最后，在实证方法上，本书综合使用宏观与微观数据，多角度衡量健康，并使用多种计量经济学方法解决以往研究漏洞，以保障多种回归分析的效果。具体而言，一是研究对象为中国。目前，还没有研究探讨中国失业率和健康的关系。中国的数据有利于丰富我们的研究结论，提供一个更完整地描述宏观经济和健康关系的图谱。

二是使用微观数据。以往国内对宏观经济状况和健康的分析主要使用国家层面的时间序列数据。国外研究已经表明国家层面的时间序列数据存在滞后期难以确定、遗漏变量等问题，难以重复验证分析结论，并且宏观数据难以细化人群进行分析。现有研究开始探索使用微观数据展开研究。本研究拟使用具有广泛代表性的中国营养与调查微观个体数据分析该问题，不但可以讨论失业率对健康水平的影响，还能分析失业率对健康分布的影响；不仅可以探讨高失业率的环境下失业群体健康行为和结果的变化，还可以探讨就业群体健康行为和结果的变化。

对中国而言，使用微观数据的另外一个好处是可以计算调查失业率。中国长时间以来公布的数据都是登记失业率。众所周知，登记失业率存在若干不足，补充调查失业率能够更全面地描述中国的失业率情况。

三是不同于以往的研究，本书考虑了宏观面板数据分析过程中的内生性问题。本书使用固定效应模型和 2 – step GMM 估计分析省级面板数据。固定效应模型可以处理不随时间改变的测量误差问题。2 – step GMM 估计和工具变量是被广泛接受处理内生性问题的方法。2 – step GMM 估计和工具变量可以解决宏观经济和健康状况导致的双向因果问题。

四是本书使用个人数据测量了生命质量指数、肥胖、高血压患病率等多个健康指标来评价个体健康，分析失业率对个体健康的影响。在大多数实证研究中，死亡率是评价健康的主要测量指标。虽然用死亡率评价健康较为客观，但存在一些明显的局限性，死亡率不能反映幸存者的健康状况。我们使用多维度、多层次的指标从不同角度衡量健康，有利于全面观察失业率对健康的影响。

1.5.2 不足

一是宏观健康指标不足。囿于数据的可得性，我们只分析了失业率对死亡率的影响，没有使用其他宏观层面的健康指标。死亡率是反映国民健康的重要综合指标，由于其易得、客观性强，大多数分析失业率对健康作用的宏观研究都以死亡率来衡量国民健康水平。不过，该指标忽略了居民的生存质量，有待于搜集更全面的数据，评价国民健康水平。

二是微观数据并非全国性的数据。微观数据来源于中国健康和营养调查1991—2011年的数据。中国健康和营养调查数据来源于9个省份：黑龙江、辽宁、江苏、山东、河南、湖北、湖南、广西和贵州。该数据不是全国性的数据。不过，2012年这9个省份总人口数占到全中国人口的45%，且在经济发展、公共资源和医疗卫生方面存在广泛的差异，基本代表了我国不同地区的特点，具有一定的代表性。中国健康和营养调查原始样本量足够大，每一年度的数据都包括10000个以上的样本。调查问卷由专业人员入户完成，保证了数据的准确性。本书拟使用成人（18岁或以上）数据，中国健康和营养调查每一年度的样本量在5000个左右。

参考文献

［1］世界卫生组织宏观经济与卫生委员会：投资卫生领域　促进经济发展［M］．北京：人民出版社，2002．

［2］胡善联．经济发展与改革对健康的影响［J］．中国卫生经济，1995（1）：12 – 16．

［3］蒋萍，田成诗，尚红云．人口健康与中国长期经济增长关系的实证研究［J］．中国人口科学，2008（5）：

44 – 54.

［4］石静，胡宏伟. 经济增长、医疗保健体系与国民健康——基于1991—2006年中国数据的分析［J］. 西北人口，2010，30（1）：1 – 7.

［5］王新军，韩春蕾，李继宏. 经济增长、卫生投入与人民健康水平的关系研究［J］. 山东社会科学，2012（11）：71 – 77.

［6］BANISTER J, HILL K. Mortality in China 1964—2000［J］. Population Studies，2004，58（1）：55 – 75.

［7］BRENNER M H. Commentary：Economic growth is the basis of mortality rate decline in the 20th century—experience of the United States 1901—2000［J］. International Journal of Epidemiology，2005，34（6）：1214 – 1221.

［8］CATALANO R, Hansen H T, Hartig T. The ecological effect of unemployment on the incidence of very low birth weight in Norway and Sweden［J］. Journal of Health Social Behavior，1999，40（4）：422 – 428.

［9］DEHEIJA R, Lleras – Muney A. Booms, busts, and babies' health［J］. Quarterly Journal of Economics，2004，119（3）：1091 – 1130.

［10］DRYDAKIS N. The effect of unemployment on self – reported health and mental health in Greece from 2008 to

2013：A longitudinal study before and during the financial crisis [J]. Social Science & Medicine. 2015, 128：43 – 51.

[11] GERDTHAM U G, RUHM C J. Deaths rise in good economic times：Evidence from the OECD [J]. Economics and Human Biology, 2006, 4（3）：298 – 316.

[12] GRANADOS J A T. Response：On economic growth, business fluctuations, and health progress [J]. International Journal of Epidemiology, 2005, 34（6）：1226 – 1233.

[13] GRANADOS J A T, EDWARD I. Mortality and Macroeconomic Fluctuations in Contemporary Sweden [J]. European Journal of Population, 2011, 27（2）：157 – 182.

[14] GRANADOS J A T. Recessions and mortality in Spain, 1980—1997 [J]. European Journal of Population, 2005, 21（4）：393 – 422.

[15] GIORGIO B, FABRIZIO C, EMILIO C. Addressing the unemployment mortality conundrum：Non – linearity is the answer [J]. Social Science & Medicine, 2015, 126：67 – 72.

[16] HESSEL P, VANDOROS S, AVENDANO M. The differential impact of the financial crisis on health in Ireland and Greece：A quasi – experimental approach [J]. Public Health, 2014, 128：911 – 919.

［17］HANEWALL K. Explaining Mortality Dynamics：The Role of Macroeconomic Fluctuations and Cause of Death Trends ［J］. North American Actuarial Journal, 2012, 15 (2)：290 – 316.

［18］HSAIO, W C L. Disparity in Health：The Underbelly of China's Economic Development ［J］. Harvard China Review, 2004, 5 (1)：64 – 70.

［19］IONIDES E L, WANG Z, GRANADOS J A T. Macroeconomic effects on mortality revealed by panel analysis with nonlinear trends ［J］. The Annals of Applied Statistics, 2017 (3)：1362 – 1385.

［20］JUSTIN M, GIOVANNELLI, J D. The effect of macroeconomics fluctuations on health：Evidence from 2000—2010 ［J］. Georgetown University.

［21］LEE R D. Population dynamics：Equilibrium, disequilibrium, and consequences of fluctuations ［M］.// ROSENZWEIG M R, STARK O (eds.). Handbook of Population Economics. Amsterdam：Elsevier, 1997.

［22］LUO F, FLORENCE C, QUISPE – AGNOLI M, et al. Impact of business cycles on US suicide rates, 1928—2007 ［J］. American Journal of Public Health, 2011, 101 (6)：1139 – 1146.

[23] NANDI A, MARTA R, PRESCOTT, MAGDALE-NA C, et al. Economic conditions and suicide rates in New York City [J] . American Journal of Epidemiology, 2012, 175 (6): 527 – 535.

[24] QUAST T , GONZALEZ F. Economic cycles and heart disease in Mexico [J] . Social Science & Medicine, 2014, 109: 19 – 25.

[25] RUHM C J. Are recessions good for your health? [J] . Quarterly Journal of Economics, 2000, 115: 617 – 650.

[26] RUHM C J. Macroeconomic conditions and deaths from coronary Heart Disease [EB/OL] . [2005 – 04 – 08] http: //www. mail. atl – res. com/macro/papers/Ruhm% 20paper. pdf.

[27] STUCLER D, BASU S, SUHRCKE M, et al. The public health effect of economic crises and alternative policy responses in Europe: An empirical analysis [J]. Lancet, 2009, 374: 315 – 323.

[28] SUHRCKE M, STUCKLER D. Will the recession bad for our health It depends [J] . Social Science & Medicine. 2012, 74: 647 – 653.

[29] SVENSSON M. Do not go breaking your heart [J] . Social Science and Medicine, 2007, 65 (4): 833 – 845.

[30] United Nations Development Programme (UNDP).
Human Development Report 2010—The Real Wealth of Na-
tions: Pathways to Human Development [R]. New York:
United Nations Development Programme , 2010.

[31] World Bank. Statement by World Bank president
Paul Wolfowitz on arrival in China [R/OL]. [2015 - 10 -
12]. http: //go. worldbank. org/FP7 AH1 LZH0.

2 失业率影响健康的理论机制：基于格鲁斯曼健康需求模型

基于社会—生态学理论，失业率能够反映个体所处的社会经济环境，而社会经济环境是影响个体健康行为、结果的最外层因素，因此，从理论上来讲，失业率会影响健康行为、结果和健康不平等（Kendzor 等，2012）。本章基于格鲁斯曼健康需求模型，从数理模型层面系统分析我国失业率对个体健康行为、结果和健康不平等的影响方向。基于人力资本理论的格鲁斯曼健康需求模型，将健康看作一种人力资本，根据效用最大化和预算约束，通过对健康需求的选择来确定最优的健康投资和健康结果。格鲁斯曼健康需求模型作为可量化健康影响因素的微观数理模型，已被广泛应用到我国居民健康需求的分析中。已有研究表明，该模型具有适用性。

2.1 格鲁斯曼健康需求模型

假设一个有代表性的消费者在一生中各个时期的效用

函数为

$$U = U(\angle_t H_t, Z_t) \quad t \in [0, n] \tag{1}$$

其中,H_t 是第 t 个时期累计的健康资本的存量。$\angle_t$ 是每一单位的健康资本所产生的收益。$h_t = \angle_t H_t$ 则表示第 t 个时期所消费的健康。Z_t 是第 t 个时期消费的除健康外其他商品的数量。人们初始时健康资本的存量为 H_0,是外生的;以后各个时期的 H_t 是内生的,由消费者自己选择。消费者的寿命 n 也是内生的。假设效用函数形状是凹的。

健康资本的增量表示如下:

$$H_{t+1} - H_t = I_t - D_t H_t \tag{2}$$

其中,I_t 是第 t 个时期对健康资本的投资;D_t 是折旧率。折旧率是外生的,但随年龄的变化而不同。

I_t 和 D_t 由以下函数决定:

$$I_t = I_t(M_t, TH_t, E) \tag{3}$$

$$Z_t = Z_t(X_t, T_t, E) \tag{4}$$

其中,M_t 代表可以购买到的一系列商品,例如卫生服务。它们能够形成健康投资 I_t。TH_t 用于提高健康时间。这两者是内生的。E 是除健康以外的人力资本组成部分,是外生的。函数 Z_t 中的变量 E 有着与其相似的解释。消费者面临的预算约束是

$$\sum_{t=0}^{n} \frac{P_t M_t + Q_t X_t}{(1+r)^T} = \sum_{t=0}^{n} \frac{W_t TW_t}{(1+r)^T} + A_0 \tag{5}$$

其中,P_t 和 Q_t 是价格,W_t 是工资率,TW 是工作的时间,

A_0 是初始的财富。

除了预算约束外，消费者还面临时间约束，在每个时期的总时间为 8，而且必须当期用完，因而

$$TW_t + TH_t + T_t + TL_t = 8 \qquad (6)$$

其中，TH_t 是由于健康状况不良造成的时间损失，如由于生病不能工作的时间。

式（1）至式（6）构成消费者健康需求模型。消费者的目标是在预算约束和时间约束下，实现个体效用最大化。在上述模型的基础上，可以采用两种方式对健康需求进行实证研究：纯粹的投资模型和纯粹的消费模型。格鲁斯曼（2000）强调在实证研究中采用纯粹的投资模型而不是纯粹的消费模型，因为前者的假设较弱，且可以从简单的分析中产生强有力的预测。因此，本书的研究也基于纯粹的投资模型，根据拉格朗日方程（Lagrange Function）、效用最大化的第一顺序条件（The First Order Condition）和第二顺序条件（The Second Order Condition），导出均衡条件：

$$\frac{G_t W_t}{\pi_t} + \frac{G_t \left[\dfrac{U_{ht}}{m}(1+r)^t \right]}{\pi_t} = r + \delta_t \qquad (7)$$

其中，$G_t = \dfrac{\partial TL_t}{\partial H_t}$ 是健康的边际产出，也即健康增加导致的生病时间的减少；$U_n = \dfrac{\partial U_t}{\partial H_t}$ 是健康带来的边际效用；m 是货

币收入带来的边际效用；π_t 是健康的影子价格。

最优条件即式（7）与经济学中常用的最优条件类似，即边际收益等于边际成本。健康的收益来源于两方面：其一是直接的货币收益，即 $\dfrac{G_t W_t}{\pi_t}$，这与其他投资品的收益一样；其二是健康直接带来的效用 $\dfrac{G_t\left[\dfrac{U_{ht}}{M}(1+r)^t\right]}{\pi_t}$。成本部分同其他资本品一样，包括利率和折旧两部分。

健康的收益曲线 $\dfrac{G_t W_t}{\pi_t}+\dfrac{G_t\left[\dfrac{U_{ht}}{m}(1+r)^t\right]}{\pi_t}$ 和成本曲线 $r+\delta_t$ 的交点决定了对健康的最优需求 H_t^*（参见图 2-1），式（7）提供了一系列可供检验的理论预测。

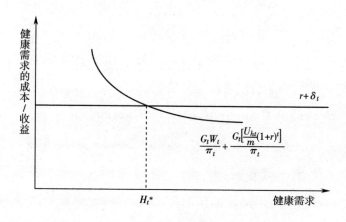

图 2-1　格鲁斯曼健康需求模型

随着年龄的增长，健康折旧率逐渐增大。如果折旧率提高，健康成本曲线上移，健康需求下降。

教育和健康两种人力资本存在互补性，教育水平的提高会提高生产健康人力资本的效率，从而降低健康的影子价格，引起健康收益曲线的外移，增加健康需求。

工资和卫生服务价格反映了健康的影子价格。卫生服务作为生产健康的主要投入品，如果卫生服务的价格升高，自然会导致健康的影子价格上涨，使健康需求下降。工资水平的提高则反映了时间价格的提高，因而从健康的工作时间中得到的收益也上升，这同样会引起健康收益曲线的外移和健康需求的增加。

模型中的时间约束条件也可推出可供检验的假说：由于每个人可供支配的时间是固定的，因此用于工作和用于提高健康水平的时间成反比。显然，在其他因素不变时，工作时间过长会导致健康水平的下降。根据格鲁斯曼健康需求模型，基本的计量模型如下：

$$H_i = B_0 + B_1 age_i + B_2 wage_i + B_3 working hours_i$$
$$+ B_4 education_i + B_5 medical\ service\ price_i + \varepsilon$$

其中，H_i 表示健康需求，age_i 表示折旧率，$wage_i$ 表示工资，$working hours_i$ 表示工作时间，$education_i$ 表示个体受教育水平，$medical\ service\ price_i$ 表示医疗服务价格，B_j 表示待估计的系数，ε 表示残差。

实证研究中，我们沿着赵忠（2006）的分析思路，使用了线性形式的模型，而不是从格鲁斯曼健康需求模型中导出的双对数形式，主要是依据 Wagstaff（1993）的研究结果。Wagstaff 指出双对数形式的假设不可信，它没有考虑卫生资本投资中的动态特征，线性形式的实证结果更符合格鲁斯曼健康需求模型的理论预测。在实际估计和检验中，我们将对该模型进行不同形式的变换，例如考虑不同性别、地区差异等的影响。

2.2 失业率影响健康行为的路径——以吸烟、饮酒为例

宏观经济状况恶化，如失业率的升高可能会促使个体对未来生活丧失信心，忽视某些不健康行为的健康风险，导致健康行为的改变（Schunck 和 Rogge，2010）。此外，失业率对健康的影响可能具有外部性，受影响的人群可能不仅有失业者，在岗人群的健康行为可能也会因为失业率发生变动（Kendzor 等，2012）。

格鲁斯曼健康需求模型没有考虑多期情况，我们使用扩展的格鲁斯曼健康需求模型分析失业率升高对个体吸烟和饮酒行为的影响，假定个体健康投资决策取决于健康行为的成本和收益。健康行为的成本和收益既包括当期成本和利益，也包含个体的长期成本和利益。随着失业率的增

加和社会经济状况的恶化，个体可能会忽视吸烟、饮酒等不良健康行为的长期成本，为了短期回报而作出偏离健康投资的行为（Cawley 和 Ruhm，2011）。

越来越多的证据表明吸烟和酗酒会在长期产生健康危害。吸烟者罹患严重的疾病，如癌症、心血管和循环系统疾病、慢性呼吸系统疾病的风险更大。吸烟是慢性支气管炎、肺气肿和慢性气道阻塞的主要诱因之一。吸烟可引起中央性及外周性气道、肺泡及毛细血管结构及功能发生改变，同时对肺的免疫系统产生影响，从而导致肺部疾病的产生。吸烟是肺癌的重要致病因素之一（吸烟者患肺癌的危险性是不吸烟者的 13 倍）；同时，吸烟与唇癌、舌癌、口腔癌、食道癌、胃癌、结肠癌、胰腺癌、肾癌和宫颈癌的发生都有一定关系。烟雾中的致癌物质还能通过胎盘影响胎儿，致使其子代的癌症发病率显著增高。吸烟能够导致骨质疏松，其原理是烟草中的尼古丁会影响钙的吸收，烟碱抑制成骨细胞，刺激破骨细胞的活性等（Hisham 等，2014）。全球每年有 500 万人死于与吸烟有关的疾病。我国目前有吸烟者 3.5 亿人，每年约有 100 万人死于与吸烟相关的疾病（国家卫生和计划生育委员会，2014）。

饮酒过量同样会对身体产生不可逆转的伤害。酒精中的乙醇对肝脏的伤害是最直接，也是最大的。它能使肝细胞发生变性和坏死，一次大量饮酒，会杀伤大量的肝细胞，引起转氨酶急剧升高；如果长期饮酒，还容易导致酒精性脂肪肝、酒精性肝炎，甚至酒精性肝硬化。上海环境经济研究所灾害预防研究室的一项科研报告披露，进入 21世纪以来，因大量长期饮用烈性白酒造成酒精中毒的患者上升 28.5 倍，死亡人数上升 30.6 倍（林小春，2014）。总之，吸烟和饮酒存在健康风险，可能会降低个人的健康资本和长期的生产力。

然而，吸烟和饮酒可能带给个体短期利益，如减轻焦虑或抑制食欲，这有助于帮助人们缓解失业率不断增加的情况下，不断累积的经济压力和心理压力（Crisp 等，1999；Aubin 等，2012）。已有研究表明，失业通常会导致中国劳动者，包括在岗工作人员产生焦虑、抑郁情绪，增加对未来的不安全感（Catalano 等，2011）。人们应对这种压力的一种选择是开始吸烟、饮酒或者增加吸烟和饮酒的数量（Hill 和 Angel，2005；Kassel 等，2003；Pierce 等，1994）。

失业率的不断增加往往会改变个体偏好，使其更重视当前的效用，忽视长远的效用（Montgomery 等，1998）。许多研究发现，失业会使个体产生得过且过的心理，放弃原定的生活安排，甚至丧失生活的希望（Fryer 和 Stambe，2015；Drydakis，2015；Karsten 和 Moser，2009），从而低估不良行为的长期后果，寻求短期回报，更多地从事不健康的行为，例如吸烟或者酗酒。

当然，伴随着失业率增加产生的预算约束可能起到相反的效果（Janlert 和 Hammarström，2009），因为失业导致个人的可支配收入减少，个人可能被迫放弃或减少烟草或者酒精消费（Falba 等，2005）。在中国，1990—2005 年，城市贫困家庭吸烟支出占比为 7.7%，农村家庭的这一占比为 11.2%（Hu 等，2008）。吸烟支出在个人可支配收入中占据一定的比例，高失业率可能会迫使个人由于经济压力减少吸烟、饮酒，甚至干脆戒烟或者戒酒。

综上所述，理论分析表明，失业导致的心理压力会促使个体增加吸烟和饮酒行为，然而，失业率攀升带来的经济压力，则有相反作用，会减少吸烟和饮酒行为。究竟哪一种力量占据上风，要取决于具体国情。比如，在高收入国家，失业率的升高可能会使个体因为心理压力而增加烟草消费，而对于低收入国家的居民而言，失业率升高引致的生活窘迫可能会在其吸烟和饮酒行为中扮演更重要的角色，使其减少吸烟和饮酒行为。

2.3 失业率影响健康结果的机制

随着失业率不断下降，居民工资水平会相应增加。当然，工作时间也会有所延长，而居民的工作时间和工资与

健康的影子价格直接相关，失业率对居民工作时间和工资
的影响会转化为失业率对居民的健康投资的影响；同时，
失业率还会影响政府财政以及医疗服务价格、环境污染程
度等因素，并通过这些因素间接作用于居民健康。本部分
从以上几个方面，分别探讨失业率对健康结果的影响。

　　失业率处于低水平意味着经济处于相对繁荣的状态，
个体的工资水平会因此提高，从健康工作时间中得到的收
入上升，健康的影子价格下降，收益曲线外移，健康需求
增加（见图2－2）。与此同时，伴随着较低的失业率，个
体工作时间可能会因此增加。由于每个人可供支配的时间
是固定的，工作时间和健康投资时间成反比，在其他因素
不变时，工作时间过长提高了居民从事健康休闲活动的机
会成本，健康收益曲线左移，健康水平下降（见图2－3）。
因此，当失业率下降、经济好转的时候，个体工资收入提

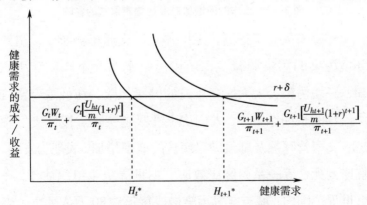

图2－2　工资增加对最优健康需求的影响

高了健康投资，个体工作时间却可能反作用于健康投资，而个体工作压力增加也往往会带来各种健康问题。失业率降低对健康的作用方向不确定。当工作收入增加对健康的正作用大于工作时间增加对健康的负作用时，失业率降低对健康的作用为正，反之为负。

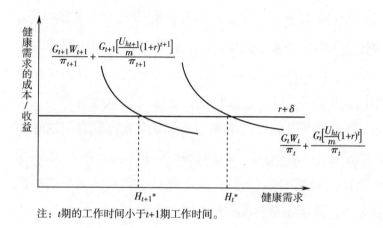

注：t期的工作时间小于$t+1$期工作时间。

图 2 - 3   工作时间增加对最优健康需求的影响

伴随着失业率提高，工厂停工，交通车辆减少，引致环境污染的污染源减少，环境污染水平会下降。众所周知，环境污染会大大提高居民的健康风险。在低浓度空气污染物的长期作用下，人们患上呼吸道炎症、慢性支气管炎、支气管哮喘及肺气肿等疾病的概率增加，表现为发病、临床到死亡等一系列健康效应。据世界卫生组织估计，在全世界范围内，城市空气污染造成每年约 80 万人死亡，寿命损失年减少约460万人。环境污染和交通事故还会影响投资健康的物理环境，使个人锻炼身体的生产率大大降低（Cropper，1981），加速健康折旧。健康投资成本与健康折旧成正比，健康折旧增加，健康成本增加，健康投资曲线向上平行移动，个体最优健康需求下降，健康水平相应下降（参见图2-4）。

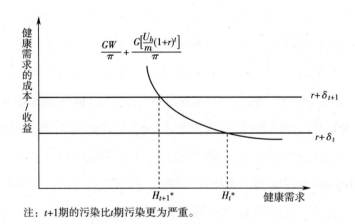

注：$t+1$期的污染比t期污染更为严重。

图2-4　环境污染对最优健康需求的影响

根据奥肯定律，失业率与经济增长负相关（Okun，1963）。伴随着经济增长，财政收入增加。财政收入是政府部门的公共收入，是国民收入分配中用于保证政府行使其公共职能、实施公共政策以及提供公共服务的资金。财政收入的增加有利于增加公共服务如医疗、教育的供给，而上述公共服务尤其是医疗服务的供给，是健康水平的重要决定因素（Tallis，2004）。

本部分以政府在医疗领域的政策为例，阐述失业率引致的财政收入变动对健康的影响。伴随着失业率低水平运行和经济增长，财政收入增加，政府能够掌握的资源数量增加，可以提供更多的健康投资，包括医疗服务资源、先进的医疗技术等，从而达到改善国民健康的作用。政府除了可以从供方改善医疗服务以外，还可以补偿需方，完善社会医疗保障：扩大医疗保险的覆盖面，提高医疗保险的报销水平，从而降低个体承担的医疗服务费用。个体面对的卫生服务价格下降，意味着健康的影子价格下降，健康需求上升。中国提供医疗保健能力的大幅度改善与中国近年来持续低水平的失业率和稳定的经济增长态势不无关系（Banister 和 Zhang，2005）。

反之，较高的失业率预示着经济衰退或停滞发展。经济停滞不仅会造成社会劳动力资源的严重浪费，进而导致社会财富的巨大损失，还会削弱政府提供卫生服务的能力，抑制健康投资。当经济衰退或停滞发展的时候，国家为摆脱困境，被迫调整经济结构，转移投资重点。政府减少公共社会服务费用及卫生费用的投入，会造成卫生部门资源投入不足，从而减少了卫生服务的提供，供小于求，医疗服务价格上升（参见图2-5），健康投资成本增加，最优健康投资下降。

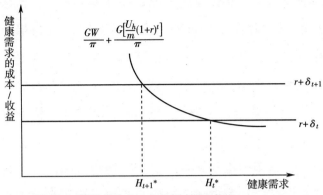

注：$t+1$期的医疗服务价格高于t期的医疗服务价格。

图 2−5　医疗服务价格增加对最优健康需求的影响

以上主要是从健康投资能力角度入手，探讨低失业率对健康投资能力的影响。接下来，我们从健康投资的意愿入手，分析低失业率对健康投资意愿的改善作用：经济扩张、低失业率时期健康的边际产出高于经济衰退、高失业率时期的健康边际产出，个体在经济扩张和低失业率状态下，健康投资意愿更强烈。根据格鲁斯曼健康需求模型，个体进行健康投资，直到健康边际收益等于健康边际成本。在健康边际成本给定的情况下，当健康边际收益增加的时候，个体会增加健康投资。经济繁荣时期，人们容易找到工作，收入更高，健康的投资收益提高，相应地，健康投资意愿也会增加，意愿转化为行动，健康投资因此增加（Chakraborty，2004）。

具体到我国，相比发达国家，失业率影响居民健康水平的机制仍然存在，且影响力会更大。尽管从总量上来讲，中国已经是世界上第二大经济体，但中国仍然是一个发展中国家，中国的医疗服务体系还处于完善阶段，社会保障体系尚不健全，宏观经济波动比较容易转化为健康冲击。

首先，从卫生投入来看，卫生总费用占国内生产总值的比重反映了一个国家或地区的卫生投入水平和对卫生事业的重视程度，是衡量一个国家或地区卫生发展与国民经济增长是否相适应的重要指标。世界卫生组织规定，卫生总费用占国内生产总值（GDP）的比重不得低于5%。随着社会经济的发展，我国的医疗卫生总费用正在增加，但不可否认的是，我国卫生总费用占 GDP 的比重变化却不尽如人意。1995 年卫生总费用占 GDP 的 4.0%，2000 年为 4.6%，2007 年为 4.5%，2009 年为 4.0%，基本上都没有超过5%。根据联合国 2003 年的《人类发展报告》，2000 年，在世界 175 个国家和地区卫生总费用的排序中，我国只能处于中下游水平，卫生总费用占 GDP 的比重仅居第81 位，低于经济合作与发展组织国家 8% 的平均水平。总的来说，与先进国家相比，我国医疗卫生费用占 GDP 的比重和医疗卫生支出占政府支出的比重与发达国家存在较大的差距。

自 2009 年新一轮医疗卫生体制改革以来，我国逐步确定了政府卫生投入与 GDP 挂钩，占 GDP 的 5%。这一举措虽然是一种进步，有助于保障卫生投入随经济的发展而增加，但是，这同时意味着公共医疗服务的供给与 GDP 相关。失业率低水平运行，公共卫生服务投资随之提高，反之则下降。宏观经济形势通过财政收入，与居民总体健康水平的变化正相关。

其次，中国的社会保障体系仍然不够完善，难以提供足够的物质和精神保障，规避宏观经济波动对健康的冲击。

第一，低社会保障水平难以保障民众在高失业率环境下的物质生活质量。中国是发展中国家，居民的平均储蓄有限，不足以应对生活风险，而社会保障水平不高：医疗保障体系刚刚完成覆盖，报销水平低下，报销范围有限；失业保险制度尚不健全，失业救济不足以保障失业居民的生活，失业可能会使他们面临较高的财务风险。宏观经济波动很容易传导到民众健康，因病致贫、因病返贫现象依然存在。

第二，低社会保障水平难以保障民众在高失业率环境下的精神健康。失业率不仅会影响人们的物质生活质量，而且会影响人们的心理健康。良好的经济状况有利于健康；反之，高失业率背景下，经济压力引发的精神疾病层出不穷。失去工作和随之而来的财务风险通常会导致压力、焦虑和心理困难，这对健康不利（Catalano 等，2011）。即使仍然有工作，时刻担心会被辞退的焦虑也会引发不良的健康结果。

2.4 经济增长影响健康不平等的机制

失业率作为重要的社会经济背景，其对健康的影响在不同的人群中可能存在差异（Schwarz，2012）。在健康不平等的研究中，社会因果论（social causation）和健康选择论（health selection）是两种基本的竞争理论，很多关于健康不平等的研究都是围绕这两种理论的解释力展开的（Warren，2009）。社会因果论认为人们在社会结构中的不平等位置导致人们接受医疗服务的机会不均衡，规避健康风险的能力也不同，处于社会上层的人比处于社会下层的人要占有优势（Dahl，1996）。健康选择论则反其道而行之，认为健康状况是人们在获得社会经济地位时的筛选机制。那些拥有良好健康状况的人向上流动的可能性更大，而健康状况较差的人将会被健康状况良好的人排挤，发生下向流动（West，1991），因而处于社会上层的人的健康状况要优于处于社会下层的人。

尽管两种理论的解释力在不同的社会背景下存在相当

大的差异，但根据社会因果论和健康选择论，毋庸置疑的是失业率在一定程度上都与健康不平等存在关联。根据社会因果论，不同人群，如处于工作状态和处于失业状态的群体、高收入人群和低收入人群享受的经济增长红利存在差异，总体而言，处于社会上层的人享受到的经济发展红利高于处于社会下层的人。自改革开放以来，我国保持着较快的经济增长步伐，但收入不平等却始终存在，且差距越来越大。处于社会上层的人在工作环境、接受医疗服务的机会、健康风险等方面的优势会使其健康状况比处于社会下层的人好一些。基于健康选择论，健康状况是人们获取工作的重要评价标准，就业群体的健康水平要高于失业群体。在失业率升高的过程中，那些具有良好健康状况的人更容易保住工作或重新找到工作，而健康状况较差的人将会失去工作，更难以重新就业。在失业率变化的大背景下，失业率如何影响与收入相关的健康不平等和与城乡相关的健康不平等呢？我们应用格鲁斯曼健康需求模型具体分析失业率对与收入相关的健康不平等和与就业状态相关的健康不平等的影响方向。

2.4.1 与收入相关的健康不平等

随着收入的增加，个体获得的健康边际效用递减。相比高收入群体，低收入群体的积蓄和资源禀赋比较少。高收入群体最后一单位收入的健康边际收益低于低收入群体最后一单位收入的健康边际收益。经济衰退时，由于健康边际效用递减，在其他要素不变的情况下，同等经济收入下降引致的低收入消费者健康投资的边际效用损失更明显。同等经济收入下降对低收入群体健康的影响尤为明显。因此，失业率增加带来的收入下降会扩大与收入相关的健康不平等。

同理，失业率持续下降、经济走向繁荣时，个体可利用的资源禀赋增加。在其他要素不变的情况下，消费者预算线会向外扩大，健康投资的边际效用增加，效用最大化行为会增加健康需求，改善健康状况。由于健康边际效用递减，个人资源禀赋对低收入群体而言尤为重要，失业率降低能够大幅度改善低收入群体的健康需求和健康水平，减少因收入引致的健康不平等（Lin，2009）。

我国社会保障体系不够完善，不但不能弥补高失业率扩大了与收入相关的健康不平等这一现状，反而进一步加剧了与收入相关的健康不平等。由于我国社会保障体系不够完善，不同医疗保险的保障程度差异较大。收入较高群体多享有公费医疗和职工医疗保险，而自由从业者以及农民则分别以城镇居民医疗保险和新型农村合作医疗保险为主。高收入群体的医疗保险报销比例更高，报销覆盖范围更大，还能获得额外的补充医疗保险。高收入群体的自身禀赋和社会保障水平较高，使高收入人群抵抗健康冲击的能力更强；而低收入群体自身禀赋不足，社会保障水平较低，对抗健康冲击的能力较弱。目前，社会保障体系对高收入群体的健康保护要远远大于其对低收入群体的健康保护，如此一来，与收入相关的健康不平等会进一步扩大。

由于收入往往与教育水平挂钩，教育水平高的群体收入更高，因此同样的分析也适用于与教育相关的健康不平等。

2.4.2　与就业状态相关的健康不平等

当失业率下降、经济走向繁荣的时候，相比领取固定收入的失业群体和老年群体而言，处于工作状态的居民，他们的收入和宏观经济情况密切相关，能够享受的发展红利更为明显，因此获得的健康福利更多，但可能会因为工作时间延长和工作压力增加而损失部分健康，失业群体和老年群体却不会因为工作时间延长而减少健康福利。低失业率状态下，一正一反两种作用并存，失业人群和工作人群两类人群的健康差别不是很大。伴随着失业率的增加，一直处于工作状态的居民尚不会面临失业带来的经济压力，能够延滞经济衰退引致的收入下降带来的健康风险；同时，工作时间的减少会增加处于工作状态的居民健康投资的时间，居民健康投资预算线移动方向不明。因经济衰退而失业的人群收入锐减，居民健康投资预算线向内收缩，相比较而言，该群体的健康因此受到的冲击更为直接。处于工作状态的居民的健康水平相对优于失业群体，健康不平等程度增大。在我国，由于缺少失业救济制度隔离带，宏观经济波动导致的失业群体的健康波动更大，失业率对健康不平等的影响更明显：经济发展、低失业率状态下，失业率下降能够减少就业群体和失业群体的健康不平等；经济衰退、失业率走高时，就业群体和失业群体的健康不平等程度增加。

不过，失业率升高时，根据健康选择理论，新失业人群的健康水平较高，因此会提升整体失业人群的健康水平，但就业人群的健康水平也随之水涨船高，因此，总体来说，失业率走高会扩大就业群体和失业群体的健康不平等。

2.5 结语

本章基于格鲁斯曼健康需求模型，从理论的角度来研究我国失业率的波动幅度对个体健康行为（以吸烟和饮酒为代表）、结果和健康不平等的影响方向和程度。作为可量化健康影响因素的微观数理模型，格鲁斯曼健康需求模型已被广泛应用到我国居民健康需求的分析中。已有研究表明，该模型具有适用性。

总体而言，失业率与吸烟和饮酒正相关还是负相关，具体要看失业率升高对居民的心理冲击比较大，还是失业产生的收入紧缩作用比较明显。如果前者作用大于后者的作用，失业率可能与吸烟和饮酒行为呈现正相关关系；反之，失业率与吸烟和饮酒行为负相关。

失业率对健康结果的作用不够明确。伴随着低失业率，健康风险和健康收益并存。失业率降低产生的健康风险因素包括以下几方面：一是日益严重的环境污染和交通事故频增加速了健康折旧，健康投资成本与健康折旧成正比，因此健康投资曲线向上平行移动，个体最优健康需求下降，健康水平相应下降。二是工作时间和工作压力的增加会提高居民从事健康休闲活动的机会成本，健康收益曲线左移，健康水平下降。同时，低失业率蕴含着有利于健康改善的因素：低失率业环境中，个人收入水平的提高和公共服务提供的增加，都会使健康收益曲线外移，改善健康。综合而言，失业率对健康的作用方向不确定。而在我国财政卫生支出与 GDP 挂钩且社会保障体系不完善的背景下，失业率对居民健康水平的影响力更直接，缺乏缓冲。要警惕失业率对健康的消极作用，减少环境污染，改善交通秩序；提高居民的个人禀赋，完善公共服务的提供体系和社会保障体系，保证失业率波动对健康改善的冲击。

基于格鲁斯曼健康需求模型的分析表明，拉低失业率对与收入和就业状态相关的健康不平等存在积极作用。低收入群体的积蓄和资源禀赋比较少。由于健康边际效用递减，在其他要素不变的情况下，失业率升高时，同等经济收入下降引致的低收入群体健康投资的边际效用损失更明显。失业率升高时，失业群体因为预算紧缩，健康投资下降，而就业群体未必如此，与就业状态相关的健康不平等因为失业率升高而加大。

理论分析只能确定失业率和健康不平等正相关，失业率对健康行为（以吸烟和饮酒为代表，下同）和健康结果的影响方向并不明确。这取决于一国的宏观经济制度和失业率的传导机制。要想明确失业率对健康行为和健康结果的影响方向以及失业率对健康行为、结果和健康不平等的影响程度，还要搜集数据，展开实证研究。鉴于文献综述，以往关于发展中国家的研究相对匮乏，本书将综合使用中国的宏观和微观数据，应用多种计量方法，评估中国失业率对健康行为、结果乃至健康不平等的影响。

参考文献

［1］林小春．科学家阐释酗酒为何伤身［N］．中国科学报，2014 - 04 - 23（2）．

［2］赵忠，侯振刚．我国城镇居民的健康需求与Grossman模型——来自截面数据的证据［J］．经济研究，

2005, 10: 79 - 90.

[3] AUBIN H J, FARLEY A, LYCETT D, et al. Weight gain in smokers after quitting cigarettes: Meta - analysis. [J] . BMJ. 2012, 345: e4439.

[4] CATALANO R, GOLDMEAN - MELLOR S, SAXTON K, et al. The health effects of economic decline [J] . Annual Review of Public Health. 2011, 32: 431 - 450.

[5] CRISP A, SEDGWICK P, HALEK C, et al. Why may teenage girls persist in smoking? [J] . Journal of Adolescence Health, 1999, 22: 657 - 672.

[6] CHAKRABORTY S. Endogenous lifetime and economic growth [J] . Journal of Economic Theory, 2004, 116 (1): 119 - 137.

[7] DAHL E. Social mobility and health: cause or effect? [J] . BMJ Clinical Research, 1996, 313 (7055): 435 - 436.

[8] DRYDAKIS N. The effect of unemployment on self - reported health and mental health in Greece from 2008 to 2013: A longitudinal study before and during the financial crisis [J] . Social Science and Medicine, 2015, 128: 43 - 51.

[9] ERIKSON M, JUDITH M, HANA R. The tobacco atlas [M] . Atlanta: American Cancer Society, 2012.

［10］FALBA T, TENG H M, SINDELAR J L, et al. The effect of involuntary job loss on smoking intensity and relapse ［J］. Addiction, 2015, 100 (9): 1330 - 1339.

［11］FRYER D. STAMBE R. Unemployment and Mental Health ［J］. International Encyclopedia of the Social & Behavioral Sciences. 2015, 2: 733 - 737.

［12］GROSSMAN M, On the concept of human capital and demand for health ［J］. Journal of Political Economy, 1972, 80 (2): 223 - 255.

［13］HILL T D, ANGEL R J. Neighborhood disorder, psychological distress, and heavy drinking ［J］. Social Science and Medicine, 2005, 61: 965 - 975.

［14］HU T W, MAO Z, Shi J et al. Tobacco Taxation and Its Potential Impact in China ［M］. Paris: International Union Against Tuberculosis and Lung Disease, 2008.

［15］JANLERT U, HAMMASRSTOM A. Which theory is best? Explanatory models of the relationship between unemployment and health ［J］. BMC Public Health, 2009, 9 (2): 268.

［16］LIN S J. Economic fluctuations and health outcome: A panel analysis of Asia - Pacific countries ［J］. Applied Economy, 2009, 41 (4) : 519 - 530.

［17］PAUL K I, MOSER K. Unemployment Impairs Mental Health: Meta – Analyses ［J］. Journal of Vocational Behavior, 2009, 74（3）: 264 – 282.

［18］KASSEL J D, STROUD L R, PARONIS C A. Smoking, stress, and negative affect: Correlation, causation, and context across stages of smoking ［J］. Psychological Bulletin, 2003, 129（2）: 270 – 304.

［19］MONTGOMERY SM, COOK D G, BARTLEY M, et al. Unemployment, cigarette smoking, alcohol consumption and body weight in young British men ［J］. European Journal of Public Health, 1998, 8（1）: 21 – 27.

［20］National Health and Family Planning Commission of the People Republic of China. Promote the increase in tobacco tax to reduce the risk of second – hand smoke ［J/OL］. ［2011 – 12 – 11］. http: //www. sc. xinhuanet. com/content/ 2014 – 12/11/c_ 1113602410. htm.

［21］PERIRCE R S, COOPER M L. Relationship of Financial Strain and Psychosocial Resources to Alcohol Use and Abuse: The Mediating Role of Negative Affect and Drinking Motives ［J］. Journal of Health & Social Behavior, 1995, 35（4）: 291 – 308.

［22］SCHUNCK R, ROGGE B G. Unemployment and its

association with health – relevant actions: Investigating the role of time perspective with German census data [J]. International Journal of Public Health, 2010, 55 (4): 271 – 278.

[23] SCHWARZ P. Neighborhood effects of high unemployment rates: Welfare implications among different social groups [J]. The Journal of Socio – Economics, 2012, 41: 180 – 188.

[24] WAGSTAFF A. The demand for health: An empirical reformulation of the Grossman model [J]. Health Economics, 1993, 2 (2): 189 – 198.

[25] WARREN J R. Socioeconomic Status and Health across the Life Course: A Test of the Social Causation and Health Selection Hypotheses [J]. Social Forces, 2009, 87 (4): 2125 – 2153.

[26] WEST P. Rethinking the Health Selection Explanation for Health Inequalities [J]. Social Science & Medicine, 1991, 32 (4): 373 – 384.

3 失业率影响健康行为的
实证分析：以吸烟、饮酒为例

3.1 为什么要研究吸烟和饮酒?

本章以吸烟和饮酒为例，实证分析失业率对健康行为的影响。之所以会选择吸烟和饮酒作为影响健康行为的代表，主要基于以下两个方面的理由：一是饮酒和吸烟是中国乃至世界上普遍存在的一种行为。世界上大约有 20% 的成年人吸烟（埃里克森等，2012），而中国是世界上最大的烟草生产国家和消费国家。在 2013 年，中国烟草生产和消费量超过全球的 30%（中国疾病预防控制中心，2010）。世界卫生组织的报告显示，世界上 15 岁以上（含15 岁）饮酒者在人群中的占比为 38.3%，世界人均饮酒摄入纯酒精 6.2 升，但由于仅有 38.3% 的人口实际饮酒，这就意味着饮酒者平均每年摄入的纯酒精数量高于 6.2升。而世界平均饮酒量仍有上升趋势。这背后，中国和印度因为经济发展引致的酒精消费量的增长是世界平均饮酒量上升的重要原因。根据世界卫生组织的数据，《柳叶刀》发布了有关中国酒水消费的报告，指出中国44%的居民饮酒。2003—2005 年间，中国人均酒水消费量为 4.9 升；五年后，这一数字便上升至 6.7 升。然而，不饮酒者占中国人口的 56%。当排除这些人以后，中国人均酒水消费量达到 15.1 升，位列世界第三，仅位于塔吉克斯坦和俄罗斯之后。

二是吸烟和饮酒与健康关系密切，存在较大健康风险，是各国政府积极控制的不健康行为。吸烟导致中国每年 136 万人死亡（中华人民共和国国家卫生和计划生育委员会，2014）。据世界卫生组织估计，在 20 世纪期间，约有上亿人因为吸烟丧生。据世界卫生组织（2014）统计，有 60 种疾病是由不健康饮酒造成的。2012 年全球因有害使用酒精造成 330 万人死亡，超过艾滋病、肺结核、暴力事件死亡人数的总和，占全球死亡总数的 5.9%。据估算，平均每 10 秒就有 1 人因饮酒死亡。吸烟和饮酒是中国乃至全世界重大的疾病风险因素。研究失业率对吸烟和饮酒的影响有助于我们更好地了解吸烟和饮酒的影响因素，对症下药，做好控烟和控酒工作。

从研究的角度来说，失业率对健康的影响可能存在滞后性，需要一段时间才能表现出来，而失业率对健康行为的影响则直接得多。健康行为是健康结果的直接影响因素，因此，分析失业率对健康行为的影响是对失业率的健康效用的一个有效补充（Frijters 等，2013）。

3.2　失业率对吸烟和饮酒的影响：文献评述

关于失业率和吸烟以及饮酒之间的关系的研究，主要基于发达国家的数据，目前还没有一致的结论（Henkel，2011）。有的研究发现，地区失业率增加时，该地区的吸烟人口比重上升（Kendzor、Reitzel、Mazas 等，2012；Henkel，2011；Okechukwu、Bacic 等，2012；Latif，2014），但有的研究却得到了相反的结论，如 Novo 等（2000，2001）、Goel（2014）和 Ruhm（2005）对美国和瑞典的研究表明，失业率和吸烟比例负相关。Charles 和 DeCicca（2008）的研究还发现失业率对吸烟行为的影响存在差异。失业率升高会降低就业人群的吸烟率，却会增加那些失业并且难以找到工作的个体的吸烟行为。

关于失业率对饮酒行为的影响，结果更为复杂。一些研究发现失业率的上升提高了饮酒量（Dee，2001；Ruhm，1995；Freeman，1999；Dávalos、Fang、French，2011）。有的研究结论认为失业率和饮酒概率、数量负相关或者不具有显著相关性（Ruhm，2000；Stuckler、Basu、Suhrcke 等，2009；Khang、Lynch，2005）。此外，有三项研究得出了相互冲突的结论：Celia 和 Cheng（2013）发现失业率和饮酒者的比例正相关，与饮酒量负相关；Ruhm 和 Black（2002）发现失业率和饮酒者的比例正相关，与饮酒量负相关；Johansson、Bockerman、Prattala 和 Uutela（2006）的研究发现在不同的国家和地区，失业率对饮酒行为的影响不一致，比如在发达国家，随着失业率的升高，饮酒者会更多，饮酒的频率也会更高，饮酒量会更大，但是在发展中国家，上述情况可能不会出现。受制于收入的减少，随着失业率的升高，饮酒者饮酒的频率以及饮酒量可能会下降（Celia 和 Cheng，2013）。

发达国家与中国的社会经济环境以及文化环境存在较大的不同。以酒文化为例，酒是中国人社会交往的"润滑剂"。《柳叶刀》发表文章称，在当今中国，"与客户和同事喝酒被看成是职场提升的重要因素"，"有招聘广告将酒量好列为对应聘者的潜在要求"。酒类偏好方面同样存在文化差异。中国人喝掉的酒精里有69%来自烈酒，而啤酒和葡萄酒分别占到28%和3%。以往关于发达国家的研究结论可能不适用于中国。

尽管中国的一些研究探讨了影响中国民众吸烟和饮酒的因素，但还没有研究分析宏观经济变量对中国民众吸烟和饮酒行为的作用，本部分关于失业率对吸烟和饮酒行为的作用的研究一定程度上填补了"消失的拼图"。此外，

以往的研究没有考虑失业率对不同人群的影响。Charles 和
DeCicca（2008）发现，在美国，不同人群的吸烟行为存
在差异，失业群体的吸烟量比较大，而就业群体则会努力
控制吸烟量。于是，在失业率不断升高的环境下，就业群
体和失业群体的吸烟行为会有什么样的变化值得探讨。

3.3 中国健康和营养调查数据及计量模型

3.3.1 数据来源

本书的微观数据来源于中国健康和营养调查（China
Health and Nutrition Survey，CHNS）1991—2011 年的数据。
因为 1989 年没有衡量健康指标——生活质量指数的数据，
为了保持前后文一致，笔者剔除了 1989 年的数据，统一
使用中国健康和营养调查 1991—2011 年的数据来分析失业
率对健康行为、结果和健康不平等的影响。中国健康和营
养调查由美国卡罗琳娜人口研究中心和中国疾病预防控制
中心的营养与健康所（原国家营养和食品安全研究所）共
同资助，由美国卡罗琳娜人口研究中心负责数据的处理和
维护。中国健康和营养调查数据来源于 9 个省份：黑龙
江、辽宁、江苏、山东、河南、湖北、湖南、广西和贵
州。2012 年，这 9 个省份总人口数占到全中国人口的
45%，且在经济发展、公共资源和医疗卫生方面存在广泛

的差异，基本代表了我国不同地区的特点。中国健康和营养调查原始样本量足够大，每一年度的数据都包括10000个以上的样本。调查问卷由专业人员入户完成，保证了数据的准确性，本书拟使用成人（18岁或以上）数据。中国健康和营养调查每一年度的样本量在5000个左右，剔除掉缺失数据后，我们最终使用的样本量为51706个。

3.3.2　测量指标

3.3.2.1　吸烟和饮酒行为指标

在CHNS调查问卷中，受访者在调查的时候被问及他们是否吸烟。回答"是"的受访者会被进一步询问每天的吸烟数量。调查者根据上述问题构造测量吸烟行为的两个变量。首先是吸烟的状态，包括吸烟者或非吸烟者。其次是"每天消费的香烟数量"的对数。该变量是连续变量，通过该变量可以了解当前吸烟者对烟草的依赖程度，比单纯地问受访者是否是吸烟者能够获得更多的信息。

在CHNS调查问卷中，受访者被问及他们是否在过去的12个月饮酒。回答"是"的受访者被进一步询问了饮酒的频率、种类和数量。饮酒频率包括几乎每天一次、每周3~4次、每周1~2次、1~2个月一次、一个月不足一次，饮酒的种类有啤酒、葡萄酒、白酒。每周饮酒的数量上，啤酒饮用者报告瓶数，葡萄酒及白酒饮用者报告两数（Millwood、Liming等，2013）。

依据上述问题，调查者设计了几个变量来衡量饮酒行为，其中一个是喝酒的状态。受访者被分为两个主要类别：饮酒者和非饮酒者。其中，饮酒者的定义为：一是那些在过去的 12 个月内饮过酒的受访者。二是高频率饮酒者。在过去的 12 个月内，每周饮酒超过 3 次的受访者被定义为高频率饮酒者。三是酒精依赖者/重度饮酒者。调查者根据饮酒类型、频率和饮酒数量计算受访者的纯酒精消费量。假设中国啤酒的平均度数为 4%，葡萄酒的平均度数为 12%，白酒的平均度数为 45%。假设一位饮酒者只饮用葡萄酒，每周饮用一次，一周饮用数量为 100 克，这位饮酒者一次饮用的纯酒精的数量为 100 克 × 12% × 1 次/1 周 = 12 克。如果男性饮酒者一次饮酒量超过 60 克，则被视为重度饮酒者；女性一次饮酒量超过 40 克，则被视为重度饮酒者（Schaap 和 Kunst, 2009）。

3.3.2.2 调查失业率指标

中国长时间以来都是使用登记失业率来衡量中国的失业程度，这不同于国际惯例。在大多数国家，调查失业率是描述劳动力市场状况的基本指标。调查失业率是通过城镇劳动力情况抽样调查所取得的城镇就业与失业汇总数据进行计算的，具体是指城镇调查失业人数占城镇调查从业人数与城镇调查失业人数之和的比值。而登记失业率是指在报告期末城镇登记失业人数占期末城镇从业人员总数与期末实有城镇登记失业人数之和的比重。分子是城镇登记失业人数，分母是从业人员总数与登记失业人数之和。没有登记的失业人群不计入登记失业率，计入调查失业率。登记失业率这一指标不能完整和准确地反映我国劳动力市场的真实情况。蔡昉（2005）等估算的调查失业率高于我国的登记失业率。以 2000 年为例，2000 年中国公布的登记失业率为 3.1%，但是估算的调查失业率却高达 7.6%。基于这一现实，估计调查失业率对健康的影响能够全面反映失业率和健康的关系。中国健康和营养调查汇报了被调查者的就业状况和所在地区。笔者使用调查地区（行政区域划分）个体微观数据，依据朱若然和陈贵富的统计方法，计算调查地区的调查失业率。具体计算方法如下：城镇失业率等于 16～64 岁城镇失业人口与 16～64 岁城镇就业人口和失业人口之和的比值。

3.3.2.3　其他控制变量

根据格鲁斯曼健康需求模型，控制的其他自变量还有人口统计变量，包括年龄是否大于 65 周岁、性别（参照组：女）、婚姻状况（参照组已婚）。教育、就业状况、收入是最常用来衡量社会经济地位的指标（Schaap 等，2009）。教育程度的定义包含三个层次，即小学或以下、初中、高中或以上，据此创建三个虚拟变量，以小学或以下作为参考组。工作状态为失业或就业。人均家庭收入为连续变量，取对数值。此外，本书还控制了"是否居住在城市"这一虚拟变量。

3.3.3 计量模型

当因变量为分类变量的时候，笔者使用了随机效应的 Logit 离散选择模型。Logit 离散选择模型的概率表达式具有显性特点，模型的求解速度快，应用方便，是目前广泛应用的分析离散变量的模型。当因变量为吸烟的数量这一连续变量的时候，笔者使用了随机效应模型。计量模型如下：

$$S_{ijt} = \beta_0 + X_{ijt}\beta_1 + U_{jt}\beta_2 + v_j + u_t + \varepsilon_{ijt}$$

其中，S_{ijt} 表示个体的吸烟/饮酒行为，X_{ijt} 表示个体的特征和社会经济情况，U_{jt} 表示该地区的调查失业率，v_j、u_t 分别表示该地区的时间固定效应和地区固定效应，ε 表示残差。

根据格鲁斯曼健康需求模型的均衡条件设置控制变量，并与社会—生态学理论模型相对应，反映健康的影响因素。第一层解释变量为个体特征，包括折旧率（用年龄来代表）、工资、教育；第二层解释变量包括婚姻状态；第三层为工作性质；第四层为居住在农村还是城镇、工资和卫生服务价格（反映了健康的影子价格）；第五层为宏观经济指标和医疗政策。标准误为聚类标准误，使用 Stata 12.0 进行回归。

3.4 失业率升高，吸烟和饮酒增加

3.4.1 统计描述

表 3 - 1 是吸烟和饮酒行为以及其他生理和社会经济变量的描述性统计。调查样本中，接近 20% 的被调查者已经步入老年。30% 的被调查者居住在城镇。41.9% 的被调查者是农民或者渔民。平均调查失业率为 11%。调查失业率在 1990—1995 年比较低，但是自 1997 年以来，失业率开始大幅度攀升，2000 年达到顶点后，开始下降。根据 CHNS 计算的调查失业率明显高于登记失业率。如 2000 年，前者高达 13.31%，而后者仅为 3.36%，前者接近后者的 4 倍。

表 3 - 1　　　　　　　变量的描述性统计

变量	所有样本		就业者		失业者	
	均值	标准误	均值	标准误	均值	标准误
生理特征						
年龄	45.01	16.41	40.79	12.9	54.73	18.46
男性	0.47	0.50	0.52	0.50	0.38	0.49
未婚	0.02	0.14	0.02	0.13	0.03	0.19
教育程度						
小学及以下	0.45	0.50	0.42	0.49	0.53	0.50
初中	0.31	0.46	0.33	0.47	0.26	0.44
高中及以上	0.24	0.42	0.25	0.43	0.21	0.41

续表

变量	所有样本		就业者		失业者	
	均值	标准误	均值	标准误	均值	标准误
经济状况						
人均收入	7454.40	10785.56	8160.10	10348.72	7343.12	
就业	0.89	0.32	1	0	0	0
居住在城市	0.31	0.46	0.26	0.44	0.44	0.50
生活方式						
吸烟者	0.29	0.45	0.34	0.47	0.20	0.40
吸烟数量	4.47	8.54	5.39	9.23	2.80	6.83
饮酒者	0.34	0.49	0.40	0.50	0.26	0.44
饮酒频率	0.10	0.29	0.11	0.31	0.08	0.28
重度饮酒	0.13	0.33	0.17	0.37	0.08	0.27

受访者吸烟的比例为29.2%，平均每人每天的吸烟数量为4.47支，吸烟数量最多的受访者每天吸烟数量达到了90支。吸烟人群以男性为主，93%的吸烟者都是男性。老年人的吸烟比例更大，为29.8%，而非老年人吸烟的人数占比仅为25.7%，不过，年轻人的烟草消耗量更大，日均吸烟4.7支，老年人为3.25支；就业人群吸烟比例更大，34%的就业者吸烟，日均吸烟5.39支，就业人群的吸烟比例比失业人群高14个百分点，就业人群的日均吸烟数量是失业人群吸烟数量的1.9倍。

受访者饮酒的比例为29.2%，接近10%的受访者每周饮酒超过3次，重度饮酒的人数占比达到了13%。饮酒人群以男性为主，87%的饮酒者是男性。年轻人饮酒比例更大，为30.7%，而老年人中仅有17%会饮酒；就业人群的饮酒比例更大，40%的就业者饮酒，高于失业者14个百分点，就业人群重度饮酒者的比例是失业者的2倍还多（17% vs 8%），每周饮酒次数超过了3次的就业人群比例高出失业人群3个百分点（11% vs 8%）。

3.4.2 回归结果

表3－2列示了失业率对吸烟、饮酒行为的边际效应。在控制个人特征和社会经济情况，包括个体的就业情况之后，失业率仍然会影响吸烟和饮酒行为。失业率与吸烟的比例和吸烟者的日均吸烟数量均正相关，且具有统计显著性。失业率每增加1个百分点，受访者成为吸烟者的机会增加1.45%，日均吸烟的数量会增加0.22支。失业率对失业人群和就业人群吸烟存在差别化影响。相比就业人群，失业人群的健康受失业率的影响更为明显。失业率每升高1个百分点，失业人群吸烟的比例升高2.14%，每天吸烟的数量会增加0.33支。与此同时，尽管失业率升高也会对就业人群产生影响，但是影响幅度大为缩水。失业率每升高1个百分点，就业人群吸烟的比例升高1.43%，每天吸烟的数量会增加0.18支。以上结果均在1%的水平上具有统计显著性。

表3－2   失业率对吸烟、饮酒行为的边际效应

	所有样本		就业者		失业者	
	边际效应	标准误	边际效应	标准误	边际效应	标准误
吸烟者	1.45 ***	0.37	1.43 ***	0.43	2.14 ***	0.72
每日吸烟数量	0.22 ***	0.06	0.18 **	0.07	0.33 ***	0.10
饮酒者	0.87 ***	0.24	0.38	0.27	3.05 ***	0.51
饮酒频率	0.78 **	0.36	0.49	0.40	3.15 ***	0.75
重度饮酒	0.5 *	0.22	0.22	0.24	1.38 ***	0.50

注：（1）"＊"表示在10%的统计水平下显著，"＊＊"表示在5%的统计水平下显著，"＊＊＊"表示在1%的统计水平下显著。（2）标准误为聚类标准误。（3）个人特征变量、社会经济状况以及年份和地区虚拟变量结果没有列示。

饮酒行为的变化再一次印证了失业率会增加不良健康行为。失业率与饮酒者的比例和饮酒频率也呈现正相关变化关系。失业率每增加1个百分点，受访者成为饮酒者的机会增加0.87%，饮酒者一个星期饮酒超过三次的可能性提高0.78%，受访者可能会重度饮酒的概率增加0.5%，且均具有统计显著性。失业率升高对就业人群的影响并不具有统计显著性，而对失业人群的影响则非常明显。失业率每增加1个百分点，失业者成为饮酒者的机会增加3.05%，饮酒者每周饮酒超过三次的可能性提高3.15%，重度饮酒的可能性增加1.38%，在1%的水平上显著。

即便在控制个体社会经济地位的情况下，失业率也仍然会对吸烟和饮酒行为产生负面影响。这说明宏观经济状况会影响到个体的健康行为，并且影响渠道不只包括个体

就业状况。伴随着高失业率，民众可能会形成新的心理压力，改变健康投资的偏好，更重视当期效用而忽视长期效用，从而为了短期利益，忽视饮酒和吸烟的健康风险，增加吸烟和饮酒行为。

尽管失业率增加，宏观经济形势恶化可能会形成经济压力，民众可能因此减少吸烟和饮酒支出，但调查发现，当前，吸烟和饮酒支出在民众收入中所占的比例不超过10%。在中国，民众因为经济压力减少吸烟、饮酒的偏好抵消不了解忧所带来的吸烟和饮酒的强烈动机，失业率和吸烟、饮酒仍然呈现出同方向变化的关系。

这与发达国家的结论不完全一致。大多数使用发达国家数据的研究发现，随着失业率增加，居民吸烟和饮酒的行为减少，吸烟、饮酒行为顺经济周期变动。中国不同于发达国家，吸烟和饮酒行为逆经济周期的可能的解释有两点。

一是可能在这些国家，吸烟和饮酒的经济成本较高。失业率攀升带来的经济压力迫使民众减少吸烟和饮酒行为。以香烟为例，中国的烟草支出明显较低。首先，从烟草税负来看，中国烟草税负相对较低。世界银行公布的研究报告《遏制烟草流行——政府与烟草控制经济学》估计了世界总体烟草税负情况。中国烟草税率约为40.8%，在G20中位列倒数第三。全球范围内，税收一般占卷烟生产

企业总成本的 70% 左右。大部分国家都对烟草产品征收
70% 以上的重税，而在英国（80.1%）、希腊（82.16%）、
匈牙利（83.66%）等国，这一数字更是超过了 80%。烟
草税率直接影响烟草消费。全球范围内，香烟实际价格增
长 10% 可能会促使 4 200 万烟民戒烟。相对较低的经济负
担使民众因为经济压力减少吸烟的可能性较小。

从价格来看，中国每包卷烟的平均价格也低于国际水
平。中国每包卷烟的平均价格为 0.73 美元，而印度为
1.65 美元，日本为 3.31 美元，美国为 4.58 美元，挪威为
10.04 美元，都是中国的几倍甚至十几倍。以万宝路在 15
个国家的价格为例，在中国的售价为 2.04 美元/包，南非
为 2.69 美元/包，新加坡为 9.39 美元/包。挪威的售价更
高，为 11.48 美元/包，是中国的 5.6 倍。

从支付能力来看，中国居民近几年消费能力的增长速
度明显快于香烟消费支出的增长速度。1990—2005 年，前
者的平均水平是后者的 2.8 倍（Janlert 和 Hammarström，
2009）。

二是中国社会保障体系不够完善，失业冲击带来的心
理压力比较大。民众将吸烟、饮酒作为缓解心理压力的渠
道。中国还没有健全的失业保险体系和医疗保障体系，失
业将会带来收入锐减，家庭生活支出，比如医疗支出、教
育支出难以得到保障。这会促使个人改变自己对目前与未

来的时间偏好，或者焦虑，或者产生"过一天是一天"的念头，并使用吸烟作为自我治疗的形式（Catalano 等，2011）。在发达国家，那些社会经济状况较差的人群所享受的社会福利水平较低，如医疗保险较弱，社会保障体系不能隔离失业率对这部分居民生活质量和精神健康的冲击。为了应对压力，这部分居民也增加了吸烟和饮酒行为，从而印证了本书观点的合理性。吸烟和饮酒成本低降低了人们因为失业、收入紧缩而减少吸烟、饮酒行为的动机，社会保障体系不完善又促使人们担忧未来，增加吸烟和饮酒行为。在二者的共同作用下，中国失业率升高时，中国居民的吸烟和饮酒行为反而增加了。

与预期一致，相比就业人群，失业人群的吸烟和饮酒行为变化受宏观经济波动的影响更为明显。在高失业率的背景下，失业人群成为吸烟者和饮酒者的可能性更大。因为失业率升高冲击的首先是失业人群，失业人群是最先产生焦虑情绪的群体。这一结论与以往的研究结论一致。

在个人特征层面，性别是吸烟和饮酒的重要决定因素。相比女性，男性吸烟和饮酒的概率成倍增长。影响吸烟和饮酒行为的个体社会经济水平变量还有收入和教育，但两者的作用却截然相反。收入提高时，个体更多地从事吸烟和饮酒行为；教育程度高的，却可以减少吸烟和饮酒。所以，社会经济状况改善未必能够减少不健康行为，甚至有可能引致新的健康风险。比如，研究发现，中国逐渐富裕的群体会过量摄入肉等高热量、高油脂的食物，引发肥胖、慢性病等健康风险。因此，富裕不是改善健康的绝对路径，加强健康教育才是上策，尤其在我国健康教育水平普遍比较低的情况下。《2012 年中国居民健康素养监测报告》发现，2012 年我国城乡居民健康素养水平仅为 8.80%，即平均每 100 个 15～69 岁的人群中，只有 8.8 人具备了基本的健康素养，了解基本的健康知识和理念，掌握健康生活方式和行为内容，具备基本的健康技能。该水平远远低于应有水平，不能保障居民合理选择其生活方式。

3.5 结论和讨论

本章使用中国健康和营养调查 1991—2011 年的面板数据，应用随机效用 Logit 模型和随机效应模型分析中国失业率对民众吸烟和饮酒行为的影响。本章尝试使用个体微观数据分析失业率对健康行为的影响。考虑到吸烟和饮酒行为在中国普遍存在的特点及其蕴含的高健康风险，本章选择了吸烟和饮酒作为健康行为的代表。研究发现，失业率会增加民众饮酒和吸烟的概率和程度。即便在控制个体就业的情况下，失业率也仍然会对吸烟和饮酒行为产生负面影响。高失业率的冲击促使个体改变了时间偏好，更重视当期吸烟和饮酒的效用，忽视了吸烟和饮酒的长期健康风险。而随着经济发展，居民生活水平提高，居民吸烟和饮酒的负担越来越低。因为资源禀赋紧缩而减少吸烟和饮酒的动机弱化，不足以改变居民为了缓解失业压力而增加吸烟和饮酒的趋势。

鉴于本书的实证结论，在中国，控烟和控酒需要多层次、多维度地干预。事实上，失业率会影响到吸烟、饮酒行为表明，控制吸烟和饮酒的政策措施不应只关注个人特点，也要考虑宏观经济环境。实施干预的一个选择是根据宏观经济周期设计不同的烟草控制政策。在经济繁荣时期，应该实施更为强硬的烟草控制措施，如强化公共场合的禁烟和处罚。而在经济下滑和衰退期间，通过提高香烟、酒精税和完善社会福利保障体系，双管齐下，减少民众吸烟和饮酒的行为。通过提高相关税收，可以增加民众减少吸烟、饮酒行为的经济动机；通过完善社会保障体系，加强卫生资源的配置，可以减少民众因为失业率提升导致的心理压力，避免他们用吸烟和饮酒作为自我解压的渠道。税收和社会福利政策又是相互关联的，税收的增加可以弥补社会福利改善而增加的开支。其他政策包括提供更多的戒烟和戒酒服务、加强教育和宣传活动，特别是在经济繁荣时期。

对于全球公共健康而言，本书的研究也具有政策价值。世界上绝大多数烟民都生活在低收入和中等收入国家，这导致了中低收入国家近80%的死亡率（Erikson 等，2012）。与发达国家相比，发展中国家的社会福利安全网较弱（Wang，2006）。发展中国家烟民的吸烟行为更容易受到经济衰退的影响。随着失业率的攀升，世界经济衰退期间，发展中国家与发达国家烟民数量之间的差距预计将扩大（Erikson 等，2012）。因此，应该尤为注意发展中国家在经济衰退期间对于吸烟和饮酒的控制工作。

失业率不仅会影响到吸烟和饮酒行为，还会对多种健康行为产生作用。失业率下降往往导致个体工作时间增加，工作强度增大，形成额外的工作压力。伴随工作时间的延长，居民从事健康休闲活动的机会成本增加，可能会减少社会活动，挤占运动时间，引发睡眠不足；失业率可能还会影响饮食行为。美国一项研究发现，当经济衰退的时候，民众往往会用便宜的高热量、高脂肪食物，比如汉堡代替健康饮食，而高热量消费会导致肥胖、糖尿病、高血压、心血管疾病等（Robinson J C、Shor G M，1989；Schnall P、Belkic K、Landsbergis P 等，2000）。由于篇幅和数据的限制，我们还没有对上述行为进行研究，这也是日后需要继续研究的方向。

参考文献

［1］世界卫生组织. 2014 年酒精与健康全球状况报告 ［J］. 柳叶刀全球卫生, 2015 （4）: 115 – 123.

［2］朱若然, 陈贵富. 中国城镇失业决定因素的实证分析——基于 CHNS 面板数据 ［J］. 产经评论, 2014, 3 （3）: 133 – 147.

［3］AUBIN H J, FARLEY A, JOUGIN N, et al. Weight gain in smokers after quitting cigarettes: Meta – analysis ［J］. BMJ, 2012 （345）: e4439.

［4］CRISP A, SEDGWICK P, et al. Why may teenage girls persist in smoking? ［J］. Journal of Adolescence, 1999 （22）: 657 – 672.

［5］CATALANO R, GOLDMEAN – MELLOR S, SAXTON K, et al. The health effects of economic decline ［J］. Annual Review of Public Health. 2011 （32）: 431 – 450.

［6］Chinese Center for Disease Control and Prevention. Global Adult Tobacco Survey (GATS) China 2010 Country Report ［M］. Beijing: China Sanxia Press, 2011.

［7］CELIA C L, CHENG L C. Heavy drinking during periods of high unemployment: 15 – Year trend study of the role of race/ethnicity ［J］. Drug and Alcohol Dependence, 2013 (133): 383 – 390.

［8］CHARLES K K, DECICCA P. Local labor market fluctuations and health: Is there a connection and for whom? ［J］. Journal of Health Economics, 2008, 27 (6): 1532 – 1550.

［9］CAWLEY J, RUHM C. The economic of risky health behavior ［M］// Handbook of health economics, Vol. 1, edited by Pedro Pita Barros, Tom McGuire, and Mark Pauly, 95 – 199 ［M］. New York: Elsevier, 2011.

［10］DEE T S. Alcohol abuse and economic conditions: Evidence from repeated cross – sections of individual – level data ［J］. Health Economics, 2001 (10): 257 – 270.

［11］DAVALOS M E, FANG H, FRENCH M T. Easing the pain of an economic downturn: Macroeconomic conditions and excessive alcohol consumption ［J］. Health Economics, 2011, 22 (11): 1318 – 1335.

［12］DRYDAKIS N. The effect of unemployment on self – reported health and mental health in Greece from 2008 to 2013: A longitudinal study before and during the financial crisis ［J］. Social Science and Medicine, 2015 (128): 43 – 51.

［13］ERIKSON M, JUDITH M, HANA R. The tobacco

atlas [M] . 4th ed. Atlanta: American Cancer Society, 2012.

[14] FREEMAN D G. A note on economic conditions and alcohol problems [J] . Journal of Health Economics, 1999 (18): 661 - 670.

[15] FRIJTERS P, JOHNSTON D W, LORDON G, et al. Exploring the relationship between macroeconomic conditions and problem drinking as captured by Google searches in the US [J] . Health Econometrics & Data Group Working Papers, 2013, 84 (5): 61 - 68.

[16] FRYER D, STAMBE R. Unemployment and Mental Health [J] . International Encyclopedia of the Social & Behavioral Sciences, 2015 (2): 733 - 737.

[17] FALBA T, TENG H M, SINDELAR J L, et al. The effect of involuntary job loss on smoking intensity and relapse [J] . Addiction, 2005, 100 (9): 1330 - 1339.

[18] GROSSMAN M. On the concept of human capital and demand for health [J] . Journal of Political Economy, 1972, 80 (2): 223 - 255.

[19] GRAHAM J D, CHANG B, EVANS J S. Poorer is riskier [J] . Risk Analysis, 1992, 12 (3): 333 - 337.

[20] HENKEL D. Unemployment and substance use: A review of the literature (1990 - 2010) [J] . Current Drug

Abuse Reviews, 2011, 4 (1): 4 –27.

[21] HU T W, MAO Z, SHI J et al. Tobacco Taxation and Its Potential Impact in China [M] . Paris: International Union Against Tuberculosis and Lung Disease, 2008.

[22] HUSHMAN M, FAKHREDDINE B, KANJ A, et al. The growing epidemic of water pipe smoking: Health effects and future needs [J] . Respiratory Medicine, 2014, 108 (9): 1241 – 1253.

[23] HILL T D, AANGEL R J. Neighborhood disorder, psychological distress, and heavy drinking [J] . Social Science Medicine, 2005 (61): 965 – 975.

[24] JANLERT U, HAMMARSTROM A. Which theory is best? Explanatory models of the relationship between unemployment and health [J] . BMC Public Health, 2009, 9 (2): 268.

[25] JOHANSSON E, BOCKERMAN P, PRATTALA R, UTELA A. 2006. Alcohol – related mortality, drinking behavior, and business cycles: Are slumps really dry seasons? [J] . The European Journal of Health Economics, 2006, 7 (3): 215 – 220.

[26] KHANG Y – H, LYNCH J W. Letter: Regarding "changes in mortality after the recent economic crisis of South

Korea" ［J］. Annals of Epidemiology, 2005, 15 (7): 535 – 537.

［27］KRUGERA, SVENSSON. Good times are drinking times: Empirical evidence on business cycles and alcohol sales in Sweden 1861 – 2000 ［J］. Applied Economics Letters, 2010, 17 (6): 543 – 546.

［28］KIECOLT – GLASERl J K, MCGUIRE L, ROBLES T F, et al. Emotions, morbidity, and mortality—New per-spectives from psych on euro immunology ［J］. Annual Review of Psychology, 2002 (53): 83 – 107.

［29］KENDZOR D E, REITZEL L R, MAZAS C A, et al. Individual – and area – level unemployment influence smoking cessation among African Americans participating in a randomized clinical trial ［J］. Social Science and Medicine, 2012, 74 (9): 1394 – 1401.

［30］KHIAT M, SERMET C, LE PAPE A. Increased prevalence of depression, smoking, heavy drinking and use of psycho – active drugs among unemployed men in France ［J］. European Journal of Epidemic, 2004, 19 (5): 445 – 451.

［31］KASSEL J D, STROUD L R, PARONIS C A. Smoking, stress, and negative affect: Correlation, causation, and context across stages of smoking ［J］. Psychol Bull, 2003,

129（2）：270 - 304.

［32］KARSTON I P, MOSER K. Unemployment impairs mental health：Meta - analyses ［J］. Journal of Vocation Behavior, 2009, 74（3）：264 -282.

［33］LIM S S, Vos T, FLAXMON AD, et al. A comparative risk assessment of burden of disease and injury attributable to 67 risk factors and Disk factor clusters in 21 regions, 1990—2010 ［J］. Lancet, 2012, 380（9859）：2224 -2260.

［34］LATIFE E. The impact of recession on drinking and smoking behaviours in Canada ［J］. Economic Model, 2014（42）：43 - 56.

［35］Montgomery S M, Cook D G, Bartley M J, et al. Unemployment, cigarette smoking, alcohol consumption and body weight in young British men ［J］. European Journal of Public Health, 1998, 8（1）：21 - 27.

［36］MILLWOOD I Y, Liming L. Alcohol consumption in 0. 5 million people from 10 diverse regions of china：Prevalence, patterns and socio - demographic and health - related correlates ［J］. International Journal of Epidemiology, 2013, 42（3）：816 -827.

［37］National Health and Family Planning Commission of the People Republic of China. Promote the increase in tobacco

tax to reduce the risk of second – hand smoke ［R/OL］.
［2008 – 12 – 11］. http：//www. sc. xinhuanet. com/content/
2014 – 12/11/c_ 1113602410. htm.

　　［38］NOVO M, HAMMARATROM A, JANLERT U.
Smoking habits——A question of trend or unemployment? A com-
parison of young men and women between boom and recession
［J］. Public Health, 2000（114）：460 – 463.

　　［39］NOVO M, HAMMARATROM A, JANLERT U. Do
high levels of unemployment influence the health of those who
are not unemployed? A gendered comparison of young men and
women during boom and recession ［J］. Social Science and
Medicine, 2000（53）：293 – 303.

　　［40］OKECHUKWU C, BACIC J, CHENG K W, et al.
Smoking among construction workers：The nonlinear influence
of the economy, cigarette prices, and antismoking sentiment
［J］. Social Science and Medicine, 2012, 75（8）：
1379 – 1386.

　　［41］PIERCE R S, FRONE M R, RUSSELL M, COOP-
ER M L. Relationship of financial strain and psychosocial
resources to alcohol use and abuse：The mediating role of nega-
tive affect and drinking motives ［J］. Journal of Health Sci-
ence Behavior. 1994, 35（4）：291 – 308.

［42］ROBINSON J C, SHOR G M. Business – cycle influences on work – related disability in construction and manufacturing ［J］. Milbank Quarterly, 1989, 67 (Suppl. 2, Pt. 1): 92 – 113.

［43］RUHM C J. Economic conditions and alcohol problems. ［J］ Journal of Health Economics, 1995 (14): 583 – 603.

［44］RUHM C J. Are recessions good for your health? ［J］. Quarterly Journal of Economics, 2000 (115): 617 – 650.

［45］RUHM C J, Black W E. Does drinking really decrease in bad times? ［J］. Journal of Health Economics, 2002 (21): 659 – 678.

［46］RUHM C J. Healthy living in hard times? ［J］. Journal of Health Economics, 2005, 24 (2): 341 – 363.

［47］SCHAAP M M, KUNST A E. Monitoring of socio – economic inequalities in smoking: Learning from the experiences of recent scientific studies ［J］. Public Health, 2009 (123): 103 – 109.

［48］SHAVERS V L. Measurement of socioeconomic status in health disparities research ［J］. Journal of Naturion Medicine Association, 2007 (99): 1013 – 1023.

[49] State Health and Family Planning Commission of the People's Republic of China. China report on health hazards of smoking [M] . People's medical publishing House Co. , LTD: Beijing, 2012.

[50] SURRCKE M, STUCKLER D. Will the recession be bad for our health? It depends [J] . Social Science and Medicine, 2012, 74 (5): 647 - 653.

[51] STUCKLER D, BASU S, SUHRCKE M, et al. The public health effect of economic crises and alternative policy responses in Europe: An empirical analysis [J] . Lancet, 2009, 374 (9686): 315 - 323.

[52] SCHNALL P, BELKIC K, LANDSBERGIS P, et al. The workplace and cardiovascular Disease [M] . Occupational Medicine: State of the Art Reviews, 2000.

[53] SCHUNK R, ROGGE B G. Unemployment and its association with health relevant actions: Investigating the role of time perspective with German census data [J] . International Journal of Pubic Health, 2010, 55 (4): 271 - 278.

[54] World Health Organization. WHO report on the global tobacco epidemic [R/OL] . [2008 - 02 - 07] . http: //www. who. int/tobacco/mpower/2008/en/ .

[55] WANG W P. The social security level: International

comparison and enlightenment ［J］. Social Science of Beijing, 2006（3）: 27 –32.

［56］ ZHANG D M, HU Z, ORTON S, et al. Socio – economic and psychosocial determinants of smoking and passive smoking in older adults ［J］. Biomedicine Environmental Science, 2013, 26（6）: 453 –467.

4 失业率影响死亡率的实证分析：基于省级面板数据

4.1 失业率降低，死亡率降低？

一个良好的宏观经济状况被广泛认为是改善人口健康结果的有利环境。这个假设被以往数据所支持（Brenner，2005；Granados，2012）。然而，进入 21 世纪以后，研究结果表明，人口的福祉与宏观经济状况的关系并非如想象中那么简单。经验证据表明，失业率增加的时候，一些健康结果反而有所改善，甚至有的学者以此为基础，提出可以在经济衰退期间减少卫生费用投入的政策建议（Toffolutti 和 Suhrcke，2014；Granados，2005 和 2014；Gerdtham，2006；Neumayer，2004；Ruhm，2000）。这一说法将深刻影响到各国的卫生政策。

发展中国家的研究比较有限，仅有的几个研究探讨了失业率和健康状况在发展中国家之间的关联关系。目前，还没有研究使用面板数据分析中国失业率对健康结果的短期影响和长期影响。中国作为一个发展中国家，其历史背景、发展阶段和基础与其他国家存在较大的不同。基于其他国家数据得出的结论恐怕不适用于中国，使用中国的数据进行分析才能了解中国失业率对健康结果的影响方向和程度，并且为卫生政策的制定提供借鉴。本章使用1990—2013年中国省级数据分析失业率对短期和长期健康状况的影响，分析方法类似于 Ruhm（2000）和 Neumayor（2004）的方法，近似的研究方法有助于得出具有可比性的结论。对中国的研究有利于完成宏观经济状况和健康发展关系的国际"拼图"，弥补已有研究空白，这也是关注国际公共健康改善的社会科学家和决策者的兴趣所在。

4.2 失业率对死亡率的影响可能不是线性的：文献评述

失业率对健康的影响存在时间阶段、地域、病种以及个人特征差异，呈现多样化的态势。

4.2.1 地域、时间的差异

早期时间序列的分析结果表明健康与失业率负相关，经济和健康协同发展；但面板数据的分析呈现了越来越多的相反结论：1980—2000年的德国、1900—1996年和1972—1995年的美国、1960—1997年的经合组织

（OECD）国家均出现了死亡率和失业率反向变动的情况。在控制了时间趋势以后，上述趋势并没有发生改变（Brenner，2005；Neumayer，2004；Granados，2005；Gerdtham和Ruhm，2006；Ruhm，2000）。

研究者还发现，二者的关系可能不是线性的。尽管失业会对居民健康产生负面影响，但随着失业率的提高，失业对健康的威胁下降——伴随失业率的增加，死亡率逐步提高，但上升的幅度逐渐减小，甚至可能下降（Flint等，2013）。19世纪，瑞典失业率与健康呈现负相关的关系，但到了20世纪下半叶，失业的边际健康成本出现递减的发展趋势，甚至降到负值：失业率继续增加，死亡率却下降，预期寿命上涨。经济发展的历程和环境可能是影响二者关系的变数。在此期间，瑞典由自给自足转向市场经济。不过，这一统计结果并不具有显著性（Granados和Edward，2011），也没有得到其他学者的支持（Svensson，2007）。尽管如此，这一可能的变化仍然不能被忽视，1950—2006年的OECD国家以及印度、拉美国家均出现了类似的情况（Hanewald，2012；Lee，1997）。在市场经济转型的过程中，中国经济飞速增长，但在这个阶段，中国健康改善的步伐却明显下降，低于市场经济改革之前。这样的变化值得进一步分析（Lee，1997）。

当然，研究结论还可能取决于国别。有的国家并没有出现失业率下降，死亡率增加的现象，比如德国（Neu-mayer，2004；Granados 和 Edward，2011）。每一个国家的制度安排和社保政策的完善性可能是影响二者关系的重要因素（Gerdtham 和 Ruhm，2006）。

我们需要谨慎分析经济发展和健康的关系存在国别差异和经济发展阶段差异的结论，因为各个研究使用的数据统计的时间有所差异，是否存在可比性有待判断，但这一合理推断提醒中国，在协调经济发展和健康改善的关系方面有较大的政策空间（Gerdtham 和 Ruhm，2006）。我们应该努力创造一个保障健康的政策环境，使其免受经济波动的冲击。

4.2.2 病种的差异

失业率对不同病种死亡率的影响方向不一致，对不同病种死亡率的影响程度也存在差别。不过，现有的研究还不足以形成权威的结论，甚至针对同一病种死亡率与失业率关系的研究也没有达成共识。

总体而言，慢性病、急症、交通事故的死亡率与失业率呈负相关关系（Michael，2014；Miller 等，2009；Lin，2009），但也有不同的研究结论：1976—2005 年瑞典的心脏病死亡率、1980—2006 年美国心血管疾病、二战后日本的糖尿病和高血压死亡率均与失业率呈正相关关系（Ion-ides 等，2011）。

关于失业率对癌症的影响，Granados 通过对美国 1945—1970 年数据的梳理，发现癌症病死率顺周期变化；Ionides 等认为二者关联不大；而 Miller 的结论相反，不过统计结果不显著。这可能与癌症除了受外界环境的影响外，自身系统病变起了更重要的作用相关（Lin，2009；Miller 等，2009；Granados，2005）。

美国、中国台湾、环太平洋亚洲国家和地区的自杀率顺周期波动，德国、芬兰、日本、美国等国均出现过自杀率逆周期波动。

Catalano 对美国和斯堪的纳维亚半岛的研究显示，经济增长与体重过轻的新生儿比重负相关，但 Dehejia 等则发现美国经济衰退期间，体重过低的新生儿比例下降（Neumayer，2004；Granados，2005；Lee，1997；Ionides 等，2011；Luo 等，2011；Nandi 等，2012；Chang 等，2009；Catalano 等，1999；Dehejia 和 Lleras - Muney，2004）。

Ruhm（2006）和 Clark（2003）发现，在美国，失业率会增加人们罹患精神疾病的概率，而 Flint 等（2013）则提出，尽管个体失业会导致精神疾病，但失业总体而言并不会导致精神疾病高发。

失业率对病种影响程度的研究结论也大有差别。有的研究发现急症受失业的影响较为明显，但也有研究发现失业率对流感/肺炎病死率的作用有时不具有统计学差异（Ruhm，2006）。失业率对慢性疾病的影响不总是具有统计学差异。心脏病（4.3%）和精神疾病（7.3%）是受经济发展影响比较大的病种（Gerdtham 和 Ruhm，2006）。Ruhm（2006）分析了美国1979—1998年20个州急性心肌梗死（AMI）病死率的面板数据，发现即使剔除了收入对心脏病病死率的缓释作用，失业率每降低1个百分点，急性心肌梗死（AMI）病死率仍会上升1.3%。

　　失业率对不同病种的差别影响也提醒我们应该使用不同的健康指标来验证研究结论。受宏观健康指标的限制，这成为我们使用微观数据进行分析的部分原因。

4.3　短期效应和长期效应分析数据和方法

4.3.1　数据来源

　　本书数据主要来源于《新中国六十年统计资料汇编》、《中国统计年鉴》、《中国卫生统计年鉴》、《中国人口年鉴》1990—2014年31个省（自治区、直辖市）的面板数据。健康指标为标准化后的死亡率指标的对数，总样本数量为775个。该指标是衡量国民健康常用的指标，且为客观数据，其意义比较容易解释（Kaplan 和 Anderson，1988）。囿于数据的可得性，我们没有使用其他健康指标。

衡量经济增长状况的指标是登记就业率的对数，由于中国 2011 年之前没有公布调查失业率，故本书采用了登记失业率。在失业率对死亡率的多元回归中，考虑到其他社会经济变量以及医疗事业发展情况对死亡率的影响，本书的研究同时控制了城市化水平、老年人口（65 岁以上）比重，人均 GDP、每千人卫生技术人员数量、每千人床位数、每千人大学生人数等变量。由于上述变量可能具有时间趋势，我们使用变动程度替代绝对数量以避免虚假回归。

4.3.2　计量模型

由于双固定效应模型可以消除不可观测效应的影响，我们使用双固定效应模型来评价失业率对国民健康水平的影响：

$$M_{jt} = a + \beta_1 E_{jt} + \beta_2 X_{jt} + \rho_t + R_j + \varepsilon_{jt}$$

其中，M_{jt} 是省份 j 在时间 t 的标准化后死亡率的对数；ρ_t 衡量的是时间效应；R_j 衡量的是地区效应；E_{jt} 则是失业率指标；X_{jt} 是一组控制变量，包括经济总量指标、城市化状况、人口指标、教育和卫生事业发展状况。在将上述指标引进模型之前，我们会进行平方根检验，以保证数据的平稳性。上述变量均通过了平方根检验。

宏观经济状况与健康指标间存在双向因果关系（Chakraborty，2004）。一方面，作为重要的人力资本，健康是经济发展的源泉之一（Fogel，1994；Ehrlich 等，1994；Barro，1996 和 1997）。健康对经济发展的意义已经得到了实证研究的支撑（Mayer，2001；Bloom，2001）。不健康所引致的经济负担会带来社会资源的浪费，拖累经济发展。另一方面，我们也不能无视宏观经济发展对健康的重要性（Hsiao，2004）。经济发展和繁荣存在推动健康改善的积极因素。首先，经济发展促进了卫生技术的进步，改善了居民住宿、饮食等生活条件，大幅度提高了居民免疫力，有助于控制传染病的发病率和病死率（Fogel，1991；Fogel，1994；Harris，2004；Kunitz，1986；McKeown，1985 和 1988）。其次，经济发展及城市化进程推动政府加大了公共卫生投入，提高了卫生资源的可得性（Szreter，1988 和 1999）。最后，随着经济的发展，社会不断进步，性别、种族或宗教歧视显著减少，教育水平改善，居民的健康素养不断提高，推动了健康状况的整体改善（Caldwell，1986）。如果不解决宏观经济状况和健康的双向因果关系引致的内生性问题，回归结果可能是有偏差的，不具备有效性。这一问题尚没有得到以往研究的关注，我们使用 2–step GMM 估计和工具变量来解决这一内生性问题（Wooldridge，2001）。

工具变量需要满足如下条件：该工具变量与失业率相关，除了失业率，没有其他途径影响健康指标（Wooldridge，2001）。基于这一准则，本书拟选取上一年份的失业率作为工具变量。为了保证工具变量的可靠性，本书拟运用 Stata 统计软件中的 ivreg2 命令，检验工具变量的排他性、欠识别性和弱识别性等。

上述模型仅能估计失业率对健康的即期影响，而失业率对健康的影响可能存在较大的滞后性，并且失业率对健康的长期影响可能不同于短期影响。首先，在一个高失业率长期存在的社会环境中，个体可能会更容易接受失业这样的状态。个体不会将失业归结为自身原因，比如能力不足、比较懒，而是归咎于社会大环境，由此失业对个体的健康冲击，尤其是心理健康的负面冲击会比较小（Schwarz，2012）。其次，失业率对健康的冲击随着高失业率的长期存在，其边际负面效应会逐渐降低。随着个体适应了高失业率这种环境，个体对高失业率的容忍度会越来越高（Frey 和 Stutzer，2006；Stutzer 和 Frey，2004）。当然，"故事也有另一面"，高失业率的长期存在意味着重新就业的机会越来越渺茫，进而侵蚀着居民的心理健康。鉴于上述原因，失业率对健康的长期影响与短期影响可能存在差异。接下来，本书将使用动态面板模型估计失业率指标对健康的长期影响。

借鉴 Neumayor（2005）的研究，我们使用无限期分布滞后模型（infinite distributed－lag model）进行估计。如

果被解释变量 Y_t 不仅受同期解释变量 X_t 的影响，而且还明显依赖于 X 的滞后值 X_{t-1}，X_{t-2}，…，这样的模型就是分布滞后模型。面板数据下，该模型可写为（Koyck，1954；Neumayor，2005）

$$M_{jt} = a + \beta_3 M_{jt-1} + \beta_4 E_{jt} + \beta_5 X_{jt} + \rho_t + R_j + \varepsilon_{jt}$$

其中，β_4 表示失业率对健康的即期影响。$\beta_4/(1 - \beta_3)$ 是指失业率对健康的长期影响，本书对该模型使用 Arellano 和 Bond（1991）GMM 的方法来估计。

4.4　计量结果：失业率对死亡率的短期影响和长期影响

4.4.1　统计描述

表 4 - 1 描述了我国死亡率和社会经济情况的基本统计特征。1990 年以来，我国平均死亡率为 6.63‰，这段时期属于我国历史上的低死亡率时期。从死亡率的波动来看，1990—2003 年是死亡率持续下降的阶段，死亡率从 1990 年的 6.75‰下降到 2003 年的 6.4‰；但从 2004 年开始，死亡率再度回升，2014 年死亡率达 7.16‰。我国幅员辽阔，不同地区的死亡率也存在较大差异，广东地区的死亡率最低（4.928%），死亡率最高的省份是贵州，为 7.376‰。

表 4 − 1　我国死亡率和社会经济情况的基本统计特征

变量	均值	标准误
死亡率（‰）	6.26	0.813
失业率（%）	3.312	0.931
每千人大学生人数的变动程度（%）	0.93	2.3
每千人床位数的变动程度（%）	0.06	0.21
每千人卫生技术人员数量的变动程度（%）	− 0.01	0.17
城市化的变动程度（%）	1.1	0.027
老龄化变动程度（%）	0.1	0.007
人均 GDP 的变动程度（%）	569.009	739.542

在中国经济快速增长的过程中，失业率持续波动。1990—1993 年中国登记失业率下降。1993 年，中国登记失业率为 2.557%，其后持续上升，2004 年的登记失业率迎来巅峰，达 4.2%，其后一直在该水平上下徘徊，一直到 2010 年才略有下降，但也高于 4%。

4.4.2　回归结果

为了证明所选工具变量的有效性，表 4 − 2 展示了 2 − step GMM 估计第一阶段的回归结果。当年的失业率与上一年的失业率正相关，且具有统计显著性。工具变量的 F − 估计量为 247.62（在 5% 的统计水平下显著），一系列的结果表明该工具变量通过了工具变量的排他性、欠识别性和弱识别性检验，该工具变量有效（Cragg 和 Donald，1993；Kleibergen 和 Paap，2006）。

表4-2　失业率的滞后变量对当年失业率的影响：

2-step GMM 估计的第一阶段的回归结果

	当年失业率
上一年份失业率（%）	0.775 *** （0.049）
每千人大学生人数的变动程度（%）	-0.002 （0.02）
每千人床位数的变动程度（%）	0.04 （0.43）
每千人卫生技术人员数量的变动程度（%）	0.03 （0.233）
城市化的变动程度（%）	0.131 （0.217）
老龄化变动程度（%）	-0.473 （0.779）
人均 GDP 的变动程度（%）	-0.006 （0.019）

注：（1）"***"表示在1%的统计水平下显著。（2）标准误为稳健标准误。

表4-3 展示了失业率对死亡率的回归结果。首先，我们使用静态模型估计了经济增长对健康的短期作用。不考虑内生性问题的固定效应回归模型表明，随着失业率的增加，死亡率相应提高。该结果具有统计显著性（在1%的统计水平下显著）。失业率每降低1个百分点，死亡率下降了0.37%。考虑了内生性问题后2-step GMM 模型的回归结果（工具变量为过去两年的失业率）得到了相同的结论，不过失业率对结果的影响更大。失业率每降低1个

百分点,死亡率下降了 0.48%,在 1% 的水平上具有统计显著性。动态面板模型估计结果表明,失业率每降低 1 个百分点,死亡率下降了 0.44%(在 5% 的统计水平下显著)。当控制了内生性问题之后,失业率对健康的作用变大了。这说明在中国现阶段,失业率和国民健康之间存在反向因果关系。随着死亡率下降,中国人力资本存量的增加会带动经济的发展,从而缓冲了失业率对健康的负作用。健康和经济发展相辅相成。目前,中国将健康和经济发展"两手都要抓,两手都要硬"的发展策略是科学的。

表 4 - 3　　　　　　　失业率对死亡率的回归结果

	固定效应回归	2 - step GMM 回归	Arellano - Bond 动态面板回归
失业率(%)	0. 037 ***	0. 048 ***	0. 044 **
	(0. 014)	(0. 019)	(0. 021)
每千人大学生人数的变动程度(%)	- 0. 182	- 0. 158	- 0. 096
	(0. 187)	(0. 171)	(0. 159)
每千人床位数的变动程度(%)	0. 018	- 0. 172	- 0. 122
	(0. 263)	(0. 212)	(0. 222)
每千人卫生技术人员数量的变动程度(%)	0. 001 ***	0. 040	0. 04
	(0. 0002)	(0. 111)	(0. 107)
城市化的变动程度(%)	0. 503	0. 556	0. 791 *
	(0. 492)	(0. 611)	(0. 44)

续表

	固定效应回归	2 - step GMM 回归	Arellano - Bond 动态面板回归
老龄化变动程度（%）	0.034 (0.113)	0.023 ** (0.013)	0.015 (0.012)
人均 GDP 的变动程度（%）	0.042 *** (0.009)	0.04 *** (0.012)	0.009 (0.011)
上一年份的死亡率（%）			0.352 *** (0.049)

注：（1）"＊"表示在10%的统计水平下显著，"＊＊"表示在5%的统计水平下显著，"＊＊＊"表示在1%的统计水平下显著。（2）标准误为稳健标准误。

与预期一致，老龄化社会的推进会显著提高死亡率。我国已经进入老龄化社会，老龄化程度不断增加。应对老龄化社会带来的健康风险需要有效的制度安排。然而，人均 GDP 的增加、以每千人大学生人数代表的教育程度的改善、每千人床位数和每千人卫生技术人员数量增加所代表的卫生投入并没有起到降低死亡率的作用。这可能与我国民生投入的产出效率不高相关。

表4－4展示了经济增长对健康的回归结果。首先，我们使用静态模型估计了经济增长对健康的短期作用。不考虑内生性问题的固定效应回归模型表明，随着失业率的增加，死亡率相应提高。该结果具有统计显著性（在1%的统计水平下显著）。失业率每降低1个百分点，死亡率

下降 0.37‰。考虑了内生性问题后，2 – step GMM 模型的回归结果（工具变量为过去两年的失业率）得到了相同的结论，不过失业率对结果的影响更大，失业率每降低 1 个百分点，死亡率下降 0.48‰，在 1% 的统计水平下具有统计显著性。动态面板模型估计结果表明，失业率每降低 1 个百分点，死亡率下降了 0.44‰（在 5% 的统计水平下显著）。失业率对死亡率的长期影响为失业率每降低 1 个百分点，死亡率下降 0.68‰。

表 4 – 4　　　　　　经济增长对健康的回归结果　　　　单位：%

模型	失业率
静态模型（固定效应模型）	0.37
静态模型（2 – step GMM）	0.48
动态模型——当期影响	0.44
动态模型——长期影响	0.68

4.5　讨论和结论

本章使用中国 1990—2014 年省级面板数据，讨论了失业率对死亡率的短期影响和长期影响。笔者借鉴了 Neumayer（2004）和 Ruhm（2000）的研究方法，其分析的有效性已经得到了其他国家数据的支撑。研究发现，不论是长期来看，还是在短期，随着失业率的增加，中国死亡率总是会增加的。失业率对健康存在滞后性影响，长期效应大于短期效应。

这一结果与发达国家并不完全相同（Neumayer，2004；Granados，2005；Ruhm，2000）。该结论表明发展中国家和发达国家的情况不尽相同，应该谨慎地将发达国家的研究结论套用到中国。之所以会产生结论上的差异，社会保障制度可能是重要原因（Suhrcke 和 Stuckler，2012）。社会保障制度是国民健康的潜在影响因素。社会保障体系中与医疗相关的部分，直接影响医疗服务的需求，影响居民健康。OECD 国家的卫生总费用连续 40 年以超过 GDP 增长速度 2% 的趋势增长，预计到 2050 年，其卫生总费用占 GDP 的比重将达到 20% 以上。相比之下，中国卫生投入占 GDP 的比重平均不足 5%。此外，教育、失业等社会保障支出则影响到社会经济状况，后者是健康重要的影响因素。Hessel 等（2014）使用倍差法（Difference in Difference，DID）方法发现失业率对爱尔兰和希腊国民健康的影响存在差异：失业率上升对希腊国民健康有负面作用，在爱尔兰却没有此类情况。对此，Hessel 等（2014）的解释是两个国家社会保障政策的差异导致了上述失业率对健康的差异性影响。Stuckler（2009）将欧洲国家，Hopkins（2006）将印度尼西亚、泰国和马来西亚失业率对健康水平的差异化作用都归因为社会保障政策和水平。

社会保障制度与经济发展关系密切。社会保障制度是伴随着生产社会化和市场经济的形成而建立起来的。作为一项基本的社会制度，社会保障制度的历史是与经济发展互动的历史。社会保障制度的产生、发展和改革都是为了适应经济发展的需要，为经济发展服务。不过，社会保障制度与经济发展未必总是正相关。我国在市场化改革过程中，强调经济建设的重要性，而忽视了社会保障制度的建设，甚至以社会保障制度建设的滞后为代价保障经济建设，导致中国的社会保障体系尚未健全，居民的生活质量极易受到宏观经济的影响。在社会保障体系不够健全的背景下，个体资源禀赋在其健康投资中扮演了重要角色。失业率的上升可能会减少资源禀赋，迫使居民减少健康投资和健康服务利用；此外，在社会保障水平不高的情况下，失业率可能会恶化居民生活水平，使教育和住房改善步伐减缓，这也可能会危害健康；相反，丰富的可利用资源有利于居民获得更好的生活条件和医疗服务（Suhrcke 和 Stuckler，2012）。此外，在社会保障体系不够健全的情况下，失业率的变化极易传导到心理方面。缺乏社会保障体系这一"社会安全网垫"，经济衰退时期的高失业率往往会使居民更为担心失业和入不敷出，精神紧张和承受压力的生活状态往往会危害个体健康。我国社会保障制度不足以从物质上和精神上保护居民免受失业率升高带来的健康冲击，使居民健康与失业率负相关。

本书可能的贡献在于：首先，我们确定了新的研究对象——中国。中国的数据有利于丰富我们的研究结论，提供一个更完整地描述宏观经济和健康之间关系的图谱。此外，我们使用了最新的数据，包括 2008 年经济衰退以来的数据。据我们所知，目前仅有两篇文章分析了 2008 年国际金融危机之后宏观经济状况对健康的影响（Baumbach 和 Gulis，2014；Toffolutti 和 Suhrcke，2014），但这两篇文章都是基于发达国家的数据。本书是首次尝试分析在经历 2008 年国际金融危机之后，中国失业率对国民健康的作用。

其次，不同于以往的研究，我们考虑了内生性问题。我们使用固定效应模型和 2－step GMM 模型估计分析省级面板数据。固定效应模型可以处理不随时间改变的测量误差问题。2－step GMM 模型估计和工具变量是被广泛接受的、用来处理内生性问题的计量方法，可以解决宏观经济和健康状况导致的双向因果问题。

本书也存在一些局限。受宏观数据可得性限制，我们只能研究失业率对死亡率的影响，还需要收集更多的数据来衡量全面健康结果，如病死率、预期寿命。同时，我们只知道失业率和健康具有相关性，还不能判断二者的因果关系。在未来的研究中，应采用先进的分析技术，分析失业率和健康结果之间的因果关系。

　　上述对宏观经济情况和健康关系的分析给我们的政策启示如下：一是经济发展不能放手。本书的结论为经济发展提供了砝码。经济发展不仅具有重要的经济意义，还具有重要的民生意义，于国民健康意义重大。保障经济可持续发展仍然是长期国策。当然，所谓的经济发展不是只重视经济数量，忽视经济质量，而是强调经济发展和国民健康协调发展。

　　二是了解宏观经济情况和健康的关系有助于中国卫生政策制定者了解政策运行环境，从而制定更有效的健康政策。鉴于经济发展是国民健康的重要影响因素，健康干预政策不能脱离社会大环境，而是应该考虑社会大环境的因素，有的放矢。具体而言，在政府卫生投入的标准方面，应该放弃以 GDP 的固定比例来衡量卫生投入的方法。尽管这一方法能够有效约束卫生投入与经济发展相匹配，但是在当经济衰退、失业率走向上升的阶段，仍然按照这一固化的标准可能会恶化国民健康。因为在经济衰退、失业率提高阶段，个体由于当前收入受损或者预期长期收入下降，可能会减少投资。在这一情况下，政府应该考虑逆经济周期增加卫生投入，补贴健康投资，避免社会的健康总投资因为个体健康投资的减少而降低，出现健康水平恶化的状态。尽管逆经济周期增加卫生投入可能会在短期内增加政府负担，但长期而言，可能利大于弊。

在社会保障体系的建设方面，由于社会保障能够缓解失业率对国民健康的负面冲击，因此，为了应对经济衰退对健康的不良作用，政府相关部门应该加强社会保障体系建设，保障政府投入，规避宏观经济波动对居民物质生活的冲击，避免居民心理情绪的波动，进而避免产生健康冲击。

三是对关注全球健康的学者和政策制定者而言，他们也许会发现本书的研究价值。现在，全球正经历经济的波动与起伏。与发达国家相比，发展中国家的社会安全网通常较弱。基于我们的研究结果可以推断，发展中国家人口的健康更容易受到经济冲击，在经济下滑期间，发达国家和发展中国家之间的健康差距预计将会扩大。因此，我们应该特别注意经济衰退时期，发展中国家和发达国家健康不平等的加剧，未雨绸缪，提前做好应对。

参考文献

［1］BRENNER M H. Commentary：economic growth is the basis of mortality rate decline in the 20th century—experience of the United States 1901—2000 ［J］. International Journal of Epidemiology, 2005, 34（6）：1214 - 1221.

［2］BANISTER J, HILL K. Mortality in China 1964—

2000 [J]. Population Studies, 2004, 58 (1): 55 –75.

[3] BARRO R J. Health and Economic Growth, Program on Public Policy and Health, Health and Human Development Division [M], Pan American Health Organization, Washington, DC, 1996.

[4] BARRO R J. Determinants of Economic Growth: A Cross – country Empirical Study [M], The MIT Press, Cambridge, Massachusetts, London, England, 1997.

[5] BLOOM D E, CANNING D, SEVILLA J. The Effect of Health on Economic Growth: Theory and Evidence [J/OL]. [2001 – 08 – 19] https: //www. researchgate. net/publication/5196559_ The_ Effect_ of_ Health_ on_ Economic_ Growth_ Theory_ and_ Evidence.

[6] BANISTER J, ZHANG X. China, Economic Development and Mortality Decline [J]. World Development, 2005, 33 (1): 21 –41.

[7] BAUMBACH A, GULIS G. Impact of financial crisis on selected health outcomes in Europe [J]. European Journal of Public Health, 2014, 24 (3): 399 –403.

[8] CLARK A. E. Unemployment as a social norm: Psychological evidence from panel data [J]. Journal of Labour Economics, 2003 (21): 323 – 351.

[9] FLINT E, NICOLA S, BARTLEY M, et al. Do local unemployment rates modify the effect of individual labour market status on psychological distress? [J]. Health & Place, 2013 (23): 1 - 8.

[10] CRAGG J G, DONALD S G. Testing identifiability and specification in instrumental variables models [J]. Econometric Theory, 1993 (9): 222 - 240.

[11] CATALANO R, GOLDMEAN - MELLOR S, SAXTON K, et al. The health effects of economic decline [J]. Annual Review of Public Health, 2011 (32): 431 - 450.

[12] CHAKRABORTY S. Endogenous lifetime and economic growth [J]. Journal of Economic Theory, 2004, 116 (1): 119 - 137.

[13] Central Intelligence Agency (CIA). The World Factbook [EB/OL]. (2011 - 01 - 12) [2011 - 01 - 14]. https: //www. cia. gov/library/publications/theworldfactbook/ geos/ch. html.

[14] CHANG S S, GUNNELL D, STERNE J A, et al. Was the economic crisis 1997 - 1998 responsible for rising suicide rates in East/Southeast Asia? A time - trend analysis for Japan, Hong Kong, South Korea, Taiwan, Singapore and Thailand [J]. Social Science and Medicine, 2009, 68 (7):

1322 - 1331.

[15] CATALANO R, HANSEN H T, HARTIG T. The ecological effect of unemployment on the incidence of very low birth weight in Norway and Sweden [J]. Journal of Health Social Behavior, 1999, 40 (4): 422 - 428.

[16] DEHEJIA R, LIERAS - MUNEY A. Booms, busts, and babies' health [J]. Quarterly Journal of Economics, 2004, 119 (3): 1091 - 1130.

[17] EHRLICH I, LUI F. Intergenerational trade, longevity, and economic growth [J]. Journal of Political Economy, 1991, 99 (5): 1029 - 1059.

[18] EGGER G, Health, "Illth," and Economic Growth: Medicine, Environment, and Economics at the Crossroads [J]. American Journal of Preventive Medicine, 2009, 37 (1): 78 - 83.

[19] FREY B, STUTZER A. Happiness and Economics: How the Economy and the Institutions Affect Human Well - Being [J]. Princeton University Press, Princeton, 2002.

[20] FOGEL R W. Economic Growth, Population Theory, and Physiology: The Bearing of Long - Term Processes on the Making of Economic Policy [J]. Social Science Electronic Publishing, 1994, 84 (3): 369 - 395.

[21] GROSSMAN M. On the concept of health capital and the demand for health [J]. The Journal of Political Economy, 1992, 80 (2): 223.

[22] GRANADOS J, IONIDES E L. Mortality and macroeconomic fluctuations in contemporary Sweden [J]. European Journal of Population, 2001, 27 (2): 157 – 184.

[23] GERDTHAM U G, RUHM CJ. Deaths rise in good economic times: Evidence from the OECD [J]. Economics and Human Biology, 2006, 4 (3): 298 – 316.

[24] GRANADOS J A T, HOUSE J S, IONIDES E L, et al. Individual Joblessness, Contextual Unemployment, and Mortality Risk [J]. American Journal of Epidemiology, 2014, 180 (3): 280 – 287.

[25] GRANADOS J A T. Economic growth and health progress in England and Wales: 160 years of a changing relation [J]. Social Science and Medicine, 2012 (74): 688 – 695.

[26] GRANADOS J A T. Response: on economic growth, business fluctuations, and health progress [J]. International Journal of Epidemiology, 2005, 34 (6): 1226 – 1233.

[27] GRANADOS J A T, EDWARD L I. Mortality and

Macroeconomic Fluctuations in Contemporary Sweden [J].
European Journal of Population, 2011, 27 (2): 157 – 182.

[28] GRANADOS J A T. Recessions and mortality in
Spain, 1980—1997 [J]. European Journal of Population,
2005, 21 (4): 393 – 422.

[29] HANEWALD K. Explaining Mortality Dynamics:
The Role of Macroeconomic Fluctuations and Cause of Death
Trends [J]. North American Actuarial Journal, 2012, 15
(2): 290 – 316.

[30] HSIAO W C. Disparity in health: The underbelly of
China's economic development [J]. Harvard China Review,
2014, 5 (1): 64 – 70.

[31] IONIDES E L, WANG Z, GRANADOS J A T.
Macroeconomic effects on mortality revealed by panel analysis
with nonlinear trends [J]. http://arxiv. org/abs/
1110. 5254, 2011.

[32] LUO F, FLORENCE C, QUISPE – AGNOLI M, et
al. Impact of business cycle's on US suicide rates, 1928 – 2007
[J]. American Journal of Public Health, 2011, 101 (6):
1139 – 1146.

[33] LEE R D. Population dynamics: Equilibrium, dise-
quilibrium, and consequences of fluctuations [M]. //

Rosenzweig MR, Stark O (eds.). Handbook of Population Economics. Amsterdam: Elsevier, 1997.

[34] LIN S J. Economic fluctuations and health outcome: A panel analysis of Asia – Pacific countries [J]. Applied Economy, 2009, 41 (4): 519 – 530.

[35] KLEIBERGEN F, PAAP R. Generalized reduced rank tests using the singular value decomposition [J]. Journal of Econometrics, 2006 (127): 97 – 126.

[36] KAPLAN R M, ANDERSON J P. A general health policy model: Update and applications [J]. Health Services Research, 1998, 23 (2): 203.

[37] KOYCK L M. Distributed lags and investment analysis (Vol. 4) [M]. Amsterdam: North – Holland Publishing Company, 1954.

[38] LIN Y F, ZHANG P F. The advantage of latter comers, technology import and economic growth of developing countries [J]. China Economic Quarterly, 2005, 5 (1): 53 – 72.

[39] LIU S, GRIFFITHS S M. From economic development to public Health improvement: China faces equity challenges [J]. Public Health, 2011, 125 (10): 669 – 674.

[40] MAYER D. The long – term impact of health on

economic growth in Mexico, 1950—1995 ［J］. Journal of International Development, 2001, 13 (1): 123 – 126.

［41］MILLER D L, PAGE M E, STEVENS A H, et al. Why are recessions good for your health? ［J］. American Economic Review, 2009, 99 (2): 122 – 127.

［42］UNRATH M, JURGEN W, CLAUDIA D, et al. The Influence of Neighborhood Unemployment on Mortality after Stroke ［J］. Journal of Stroke & Cerebrovascular Diseases, 2014, 23 (6): 1529 – 1536.

［43］Nandi A, Marta R. Prescott, Magdalena Cerda , David Vlahov, Kenneth J. Tardiff, and Sandro Galea. Economic Conditions and Suicide Rates in New York City ［J］. American Journal of Epidemiology, 2012, 175 (6): 527 – 535.

［44］NEUMAYER E. Recessions lower (some) mortality rates—Evidence from Germany ［J］. Social Science and Medicine, 2004, 58 (6): 1037 – 1047.

［45］OKUN A M. Potential GNP, its measurement and significance ［M］, Cowles Foundation, Yale University, 1963.

［46］RILEY N E. China's population: New trends and challenges ［M］. Washington: Population Reference Bureau, 2004.

［47］RENTON A, WALL M, LIINTOTT J. Growth and

decline in mortality in developing countries: An analysis of the World Bank development datasets ［J］. Public Health, 2012 (126): 551 – 560.

［48］RUHM C J. Are recessions good for your health? ［J］. Quarterly Journal of Economics, 2000 (115): 617 – 650.

［49］RUHM C J. Macroeconomic Conditions and Deaths from Coronary Heart Disease ［J/OL］. ［2004 – 06 – 17］http: // www. mail. atlres. com/macro/papers/Ruhm%20paper. pdf.

［50］SUHRCKE M, STUCKLER D. Will the recession be bad for our health? It depends ［J］. Social Science and Medicine, 2012, 74 (5): 647 – 653.

［51］SVENSSON M. Do not go breaking your heart? ［J］. Social Science and Medicine, 2007, 65 (4): 833 – 845.

［52］SCHWARZ P. Neighborhood effects of high unemployment rates: Welfare implications among different social groups ［J］. The Journal of Socio – Economics, 2012 (4): 180 – 188.

［53］Frey B S, Stutzer A. Reported Subjective Well – Being: A Challenge for Economic Theory and Economic Policy ［J］. Crema Working Paper, 2004, 124 (2): 191 – 231.

［54］TOFFOLUTTI V, SUHRCKE M. Assessing the short term health impact of the Great Recession in the European Union: A cross – country panel analysis ［J］. Preventive Medicine, 2012 (64): 54 – 62.

［55］World Bank. Statement by World Bank president Paul Wolfowitz on arrival in China ［J/OL］. ［2005 – 10 – 12］http: //go. worldbank. org/FP7 AH1 LZH0.

［56］WOOLDRIDGE J M. Econometric analysis of cross section and panel data ［M］. Cambridge, MA: MIT Press, 2002.

5　失业率对个体健康的影响：基于微观个体数据的分析

5.1　引言

格鲁斯曼健康需求模型表明失业率会通过工作时间、工作收入、公共卫生服务提供和环境污染等多种渠道影响健康水平，失业率对健康水平的影响方向并不明确，既存在正向作用，也存在反向作用。我国失业率对健康水平的影响方向和程度需要实证检验。

虽然已经有一些基于宏观数据的研究分析了二者的关系，但是宏观数据分析存在若干不足：第一，健康指标较少，尤其是在我国，目前能够搜集到的中国近三十年比较完整的健康指标只有死亡率的数据。第二，中国公布的一直是登记失业率，而不是国际上通行的调查失业率，这使我国与国际上的研究存在不可比的问题。此外，登记失业率存在若干问题。中国现行的登记失业率虽然能反映大的趋势，但并不能全面反映失业情况。以四川省为例，四川省 2007 年的经济增长率为 14.2%，2008 年则下降到 9.5%，2009 年回升至 14.5%。但是，其城镇登记失业率变化不大，2008 年为 4.6%，仅仅比 2007 年上升 0.3 个百分点；2009 年为 4.3%，比 2008 年也仅仅下降 0.3 个百分点。但是，该省公布的调查失业率则灵敏得多，比如全省城镇调查失业率由 2008 年末的 9.5% 下降到 2009 年末的 7.5%，降幅达到 2 个百分点。宏观数据分析不能获得调查失业率指标的缺陷可以通过微观个体数据分析得到弥补。第三，个体数据能够帮助我们估计失业率对健康的外溢性。失业率不仅影响失业人群的健康行为和结果，还具有外部性，影响就业人群的健康。随着失业率的不断升高，尽管就业人群仍然有工作，但是其工作负担可能会加重，他们担心自己失业、宏观形势恶化的情绪会累积，从而对就业人群的健康产生不利的影响。同时，就业人群的相对收入增加，存在健康改善的积极因素。已有研究表明，不仅绝对收入会影响到个体健康，相对收入也是影响个体健康水平的重要渠道。相对收入的提高意味着相比其他个体，某一个体获取资源的能力增强，有助于增加健康投资，改善健康。宏观数据分析只能观测到失业率对居民健康的平均影响，不能评估失业率对健康的外部性（Schwarz，2012）。第四，微观数据可以进一步细化失业率对不同人群健康的差异化影响。如果失业率对失业人群和非失业人群、老年人和年轻人、高收入人群和低收入人群的影响存在差异，且失业率对不同人群的影响存在抵消效应，那么只研究总体影响可能会误导政策方向，忽视由此产生的健康不平等的问题。而这一问题的发现很难通过宏观数据分析完成。基于上述不足，国际学术界使用个体微观数据研究这一问题正在成为趋势。

目前，还没有实证研究使用个体微观数据探讨我国失业率对个体健康水平的作用。我国正处于经济转型和疾病谱转折的重要阶段。实现经济发展和健康的同步改善关系到国计民生。实证检验经济景气的重要指标——失业率对健康水平的作用有利于相关政策的制定，并且本研究也有利于弥补国际研究欠缺发展中国家分析的学术空白，便于国际比较。本章利用中国健康和营养调查（CHNS）1991—2011 年的个体微观数据，实证分析失业率对个体健康水平的作用。

5.2 数据和方法

5.2.1 测量指标

一是失业率指标。本章延续第 3 章的方法，使用CHNS 数据测量调查失业率。在此不再赘述。

二是健康指标。我们分别从肥胖、高血压患病情况、生活质量指数三个维度考察健康。具体指标设定和选取上述指标的原因如下。

首先是肥胖。我国肥胖问题正以"令人担忧"的速度增加，"中国曾是拥有最瘦人口的国家之一，如今它正迅速地赶上西方国家。令人不安的是，这一切是在极短的时间内发生的"（Erikson，2011）。中国肥胖问题的出现与中国民众日益丰裕的钱袋和日益丰盛的餐桌不无关系，但肥胖蕴含着巨大的健康风险。肥胖与心血管、高血脂、高血压、糖尿病等疾病相伴。为此，我们根据身高体重比衡量肥胖，纳入个人健康的指标。

身高体重比即身体质量指数，简称体质指数（Body Mass Index，BMI），是用体重公斤数除以身高米数的平方后得出的数字。例如，一个人的身高为 1.75 米，体重为 68 千克，他的 $BMI = 68/1.75^2 = 22.2$（千克/米^2）。身高体重比是目前国际上常用的、衡量人体胖瘦程度以及是否健康的一个标准。当我们需要比较和分析体重对于不同身高的人所带来的健康影响时，身高体重比是一个中立而可靠的指标。中国健康和营养调查组请专业人员测量被调查者的身高、体重。研究发现，被调查者实际身高和体重与其自己报告的身高、体重存在明显的偏差，特别是超重和肥胖受试者（Burkhauser 和 Cawley，2008）。使用被调查者的实际身高和体重计算体重指数能够避免测量误差或报告偏差，保障回归的准确性。根据 WHO 关于亚洲人身高体重比的划分，当其身高体重比超过了 25 的时候，我们将其视为肥胖，赋值为 1，反之为 0。

其次是高血压患病情况。高血压也是伴随着物质生活改善而普遍起来的一种慢性病。高血压会诱发多种疾病。高血压是脑卒中的主要危险因素。血压升高还是冠心病、心力衰竭及肾脏疾患等疾病的导火索，会使上述疾病的发病风险增高。我国心脑血管疾病居城市居民死亡原因的第二位，在农村居首位。全国每年死亡超过 100 万人，存活的患者为 500 万~600 万人，其中 75% 以上留有不同程度的残疾，给个人、家庭和社会造成了沉重的负担。因此，我们使用高血压发病情况作为居民健康的第二个指标。在 CHNS 的成人调查表中，有一个问题是：医生给你下过高血压的诊断吗？如果回答没有，则记为 0；反之，则记为 1。

最后是生活质量指数。本书采用 Kaplan 和 Anderson（1988）等发展起来的生活质量指数综合评价个体的健康状况。生活质量指数是被广泛使用的评价个体健康的指标（Sickles 和 Yazbeck，1998）。生活质量指数的构建既基于个人健康状况的客观指标，也反映了个人对自己健康状况的主观评价，它对数据的要求较高。CHNS 中有关健康方面的丰富变量使构造生活质量指数成为可能。生活质量指数是在经济学、心理学、医学和公共卫生学的专业知识基础上构建的。生活质量指数分三步来构造。第一步，先把日常活动按照功能划分为三类：行动、体力活动和社会活动。然后，根据相关研究，尤其是医学方面的研究，把疾病及身体的伤残与从事这三类活动的能力联系起来，构造出三个指标。这三个指标反映了健康状况的客观情况。第二步，构造一个反映健康状况主观判断的指标（症状 P 情况指标），这个指标的依据是个人对症状的主观陈述。第三步，把三个客观指标和一个主观指标统一为一个测量健康的单一指标。这就需要对不同的指标赋予不同的权重。权重是由一个对 866 人的随机样本调查决定的，它体现了人们对各种健康状况的偏好（各健康状况的相对影子价格）。生活质量指数为 0~1。1 表示最健康，0 表示死亡。具体指标见表 5-1。由于生活质量指数仅存在于1991—2006 年，我们只是用了 1991 年、1993 年、1997年、2000 年、2004 年和 2006 年的中国健康和营养调查数据。由于生活质量指数的取值范围为 0~1，所以我们使用了其对数值作为回归分析的因变量。

表 5-1   生活质量指数

编号	内容	CHNS 中对应的变量	权重
	行动指标（MOB）	U157 - U160，U176	-0.000
5	不存在由于健康导致的限制		-0.062
4	由于健康原因不开车、不坐车		
2	不乘坐公共交通（或者需要更多的帮助）		-0.090

续表

编号	内容	CHNS 中对应的变量	权重
	由于健康原因住院		
	体力活动指标（PAC）	U161 – U166	
4	不存在由于健康导致的限制		– 0.000
3	坐轮椅（自己控制），由于健康原因举重、弯身、弯腰、上楼梯		– 0.060
1	和上坡有困难（或不能尝试），由于健康原因使用拐杖或其他辅助物或有其他行走上的身体限制坐轮椅（自己不能控制），由于健康原因整天或大部分时间在卧床/卧椅/卧沙发		– 0.077
	社会活动指标（SAC）	U48，U49，U167，U169，	
5	不存在由于健康导致的限制	U171，U173 – U175，U177	– 0.000
4	由于健康原因在一些次要活动（例如休闲）中受限制	U178	– 0.061
3	由于健康原因在一些重大（主要）活动中受限制		– 0.061
2	由于健康原因不能进行其他活动，但可以自理		– 0.061
1	由于健康原因不能进行其他活动，不能自理（或需要帮助）		– 0.106

编号	内容	CHNS 中对应的变量	权重
	症状 情况指标（CPX）共 23 类，具体指标及权重详见 Kaplan 和 Anderson（1988）中的 Table 2	U179，U181 – U192，U184a，U186a – b，U12 – U19，U22，U203，U24，U24a，U24c，U24e – h，U24j，U24l，U24n	
计算公式：W = 1 +（CPXwt）+（MOBwt）+（PACwt）+（SACwt），CPXwt、MOBwt、PACwt 和 SACwt 代表各指标对应类型的权重。例如，一个人的 MOB 对应的是 4，PAC 对应的是 3，SAC 对应的是 3，CPX 对应的是 11，则他的 QWB 为 W = 1 +（ – 0.062）+（ – 0.060）+（ – 0.061）+（ – 0.257）= 0.56				

注：生活质量指数为 0 ~ 1，1 表示完全健康，0 表示死亡。

资料来源：第一、第二、第四栏来自 Kaplan 和 Anderson（1988），第三栏参考赵忠（2004）。

5.2.2　计量模型

本书使用如下计量模型衡量失业率对个体健康水平的影响：

$$H_{ijt} = a_t + y_1 E_{jt} + y_2 X_{ijt} + C_j + \varepsilon_{ijt}$$

其中，因变量 H_{ijt} 为健康指标，分别为肥胖与否、是否有高血压和生活质量指数的对数值。根据格鲁斯曼健康需求模型的均衡条件设置控制变量，并根据社会—生态学理论模型，将解释变量进行分类：第一层解释变量为个体特征，包括折旧率（用年龄来代表）、工资、工作时间、教育；第二层解释变量包括家庭成员数量和婚姻状态；第三层解释变量为工作性质和职业；第四层解释变量为农村还是城镇、工资和卫生服务价格（反映了健康的影子价格）；第五层解释变量为经济增长指标和医疗政策。E_{it} 为居住地区的调查就业率，X_{ijt} 表示控制的其他变量和年份虚拟变量，C_j 表示地区效应，ε_{ijt} 为残差，i、j、t 分别表示被调查者、调查地区和调查年份。当肥胖指标和高血压患病这两个分类指标的评价健康时，我们使用了随机效应 Logit 模型。当生活质量指数为因变量的时候，我们采用了随机效用模型。

5.3 计量结果

5.3.1 统计描述

表 5-2 是对健康的描述性统计。其他变量的描述详见本书第 3 章，在此不再赘述。受访者的身高体重比的平均值为 22.45，总体而言，民众的身高体重比属于健康状态，其中，15% 的受访者存在超重的问题，6.8% 的受访者处于肥胖状态。女性超重和肥胖的比例相对较高，女性超重的比例为 16.3%，肥胖的比例为 8%，高于男性；相

比 65 岁以上老年人，年轻人面临更为严重的超重和肥胖问题，其超重比例为 16%，肥胖比例为 7%，而老年人的超重比例为 11.4%，肥胖比例为 6.3%。

表 5 - 2   对健康的描述性统计

变量	均值	标准差
身高体重比	22. 45	6. 19
肥胖比例	0. 068	0. 253
超重比例	0. 152	0. 358
高血压患病	0. 087	0. 281
生活质量指数	0. 939	0. 102

受访者中被医生诊断具有高血压的比例为 8.7%，以老年人居多，其高血压患病率超过了 20%。同样，女性高血压患病率略高于男性，女性患病率比男性高约 1 个百分点。

生活质量指数的样本均值为 0.939，表明我国 16 岁以上居民健康状况良好。分性别看，男女之间的健康状况很相似。随着年龄的增加，生活质量指数逐渐下降，即健康状况逐渐变坏。46 ~ 50 岁是个体健康的转折点，46 ~ 50 岁与 51 ~ 55 岁两个组相比较，生活质量指数出现较大的下降；另外，女性在 18 ~ 22 岁这个年龄阶段的生活质量指数比 45 岁以下其他年龄段的人群低。

5.3.2　回归结果

5.3.2.1　失业率对肥胖和高血压患病的影响

表 5 - 3 展示了调查失业率对肥胖和高血压患病情况

的边际效用。失业率和高血压患病情况以及肥胖正相关。随着失业率的增加，被调查者肥胖和高血压患病的可能性会增加，且具有统计显著性。失业率每上升 1 个百分点，肥胖人群会增加 1.04 个百分点，而高血压患者会增加 1.59 个百分点。

表 5-3 失业率对个体健康的影响

	肥胖		高血压患病		生活质量指数	
	边际效用	标准误	边际效用	标准误	边际效用	标准误
失业率	1.04 **	0.50	1.59 ***	0.44	-0.028 ***	0.007
就业	-0.19 **	0.09	-0.95 ***	0.08	0.004	0.005
初中学历	-0.92 ***	0.13	-1.15 ***	0.11	-0.001	0.002
高中	-0.42 ***	0.1	-1.03 ***	0.09	-0.002 *	0.001
收入	0.08 **	0.04	0.26 ***	0.04	-0.003	0.003
城市居民	0.98 ***	0.11	1.08 ***	0.1	0.003	0.002
老年人的比重	0.26	0.18	1.96 ***	0.12	-0.003	0.003
处于婚姻状态	0.20	0.23	0.42 **	0.2	-0.024 ***	0.003
男性	-0.09	0.12	0.41 ***	0.1	-0.002	0.002
饮酒	0.007	0.006	-0.06	0.1	0.002	0.004
吸烟	-0.001	0.005	0.1	0.09	-0.001	0.003

注：(1)"*"表示在10%的统计水平下显著，"**"表示在5%的统计水平下显著，"***"表示在1%的统计水平下显著。(2)标准误为聚类标准误。

个人年龄和性别特征对肥胖的影响不明显，社会经济地位是导致肥胖的重要潜在因素。工作状态以及受教育程度越高的个体，其肥胖的可能性较低，而收入增加却提高了肥胖的可能性。相比农村居民，城市居民肥胖的比例更大。一味发展经济、改善物质生活未必能够带来健康的改善。

社会经济地位对高血压患病的影响与其对肥胖的影响一致，但同时个人生理特征，比如年龄、性别、结婚状态都会对高血压患病带来影响。年龄越大，高血压患病风险越高，处于婚姻状态的男性患病风险较大。

5.3.2.2 失业率对生活质量指数的影响

表 5 – 3 展示了生活质量指数对调查失业率的影响。二者负相关，随着失业率的增加，被调查者的生命质量指数下降。失业率每下降 1 个百分点，生活质量指数提高 2.8 个百分点，且具有统计显著性。该结果与之前我们关于失业率和肥胖、高血压患病关系的结论一致。收入和婚姻状态是影响生活质量指数的重要因素，收入和婚姻状态都能够改善民众的生活质量指数。

总的来说，目前，不管是肥胖、高血压患病情况，还是生活质量指数，我国失业率对个体健康都存在不利作用，与宏观数据估计结果相一致。

以往研究推断，失业率对个体健康的影响可能是非线性的，随着失业率的升高，失业率对个体健康的边际效应可能会下降。该推断背后的理由有如下四点：第一，随着失业率的不断升高，失业者可能不再把失业看作个人原因导致的结果，认为失业不是因为自己无能，而是宏观经济形势使然，从而对失业释然，郁闷程度减轻（Hoffman 等，2012）。第二，当越来越多的个体失业时，失业者之间的互助和社会交往可能会改变失业导致社会交往减少的状况，这也会缓解失业带来的情绪低落（Milner 等，2014）。第三，根据健康选择理论，率先失业的总是健康状况比较差的群体，而随着失业率的进一步增加，健康状况比较好的也会面临失业，从而拉高了失业者的平均健康水平，使失业率对健康的边际效应呈现出下降的趋势（Haider 和 McGarry，2005）。第四，失业率刚开始上升的时候，人们对经济走向低迷尚不习惯，而随着失业率持续走高，人们接受了经济低迷的这种态势，并且习惯了新的生活环境，更容易保持稳定的生活习惯（Milner 等，2014）。鉴于上述原因，我们引入失业率的二次项，讨论失业率对健康是否存在非线性冲击。研究结果表明，失业率的二次项不具有统计显著性。在中国，1991—2011 年，失业率对个体健康的影响不会随着失业率的升高而下降。这与现有的研究结论一致。Roelfs 和 Shor（2015）基于 15 个国家数据的 36 项 Meta 分析结果表明，没有证据支持失业率对健康存在非线性影响。我们没有在此列示该统计结果。

5.3.2.3 2008 年国际金融危机的影响

2008 年国际金融危机又被称为信用危机，是一场在 2007 年 8 月从美国开始爆发，并蔓延到全球的金融危机。

次贷危机爆发后，投资者开始对按揭证券的价值失去信心，引发流动性危机。即使多国中央银行多次向金融市场注入巨额资金，也无法阻止这场金融危机的爆发。直到2008年9月9日，这场金融危机开始失控，并导致多家相当大型的金融机构倒闭或被政府接管，中国也不可避免地受到了此次金融危机的影响。我们对比了2009—2011年的数据和1991—2006年CHNS的数据，发现在国际金融危机爆发之后，失业率对肥胖和高血压患病的影响扩大了。1991—2006年，失业率每提高1个百分点，肥胖比率增加了0.87%，高血压发病程度提高了1.29%；而2009—2011年，失业率每提高1个百分点，肥胖比率增加了1.54%，高血压发病程度提高了2.71%（详见表5-4）。可能的解释是国际金融危机加大了公众对失业率波动的恐惧程度，失业率稍有波动，居民就开始担心宏观经济形势，产生紧张情绪，并因此对健康产生不利影响。

表5-4　　　1991—2006年和2009—2011年期间

失业率对健康的影响

	1991—2006年				2009—2011年			
	肥胖		高血压患病		肥胖		高血压患病	
	边际效用	标准误	边际效用	标准误	边际效用	标准误	边际效用	标准误
失业率	0.87**	0.15	1.29***	0.24	1.54**	0.30	2.71***	0.47

注：（1）" ** "表示在5%的统计水平下显著，" *** "表示在1%的统计水平下显著。（2）标准误为聚类标准误。

5.4 讨论和结论

在第 4 章使用宏观层面数据研究失业率和死亡率关系的基础上，本章使用中国健康和营养调查的微观数据计算调查失业率，分析调查失业率对个体健康，包括肥胖、高血压患病和生活质量指数的影响，以弥补宏观层面健康结果指标缺乏和登记失业率敏感度差的不足。这是国内首次尝试使用微观数据分析这一问题。研究发现，无论是对肥胖、高血压患病，还是对生活质量指数，失业率都具有负面的健康效应。这验证了宏观数据分析结果，强调在当下的中国，失业率升高可能会恶化民众健康，并且这一结果不会因为高失业率的持续存在以及人们习惯于高失业率这种现象而出现缓解；相反，在国际金融危机之后，居民对失业率波动的恐惧加剧，并加剧了健康的恶化程度。因此，我们必须重视失业率对健康的冲击，将宏观经济波动纳入卫生政策的制定。在经济衰退、失业率升高期间，仍然坚持政府卫生投入，弥补个体因为经济困顿而减少的健康投资，保障健康总投资，甚至在步伐上超过经济总量增长的步伐，加速健康投资。

本书使用微观数据进行分析，可能的贡献在于：首先，我们使用微观数据研究了新的研究对象——中国。中国的数据有利于丰富我们的研究结论，更完整地描述宏观经济和健康之间的关系。其次，我们使用了 2008 年国际金融危机前后的数据，可以帮助读者了解在 2008 年国际金融危机前后，失业率对健康的影响是否发生了变化。最后，我们使用个人数据测量了多种健康指标，评价个体健康，并将其作为因变量，评价失业率对个体健康的影响。在大多数的实证研究中，死亡率是健康的主要测量指标。虽然用死亡率评价健康有诸多优势，但也存在一些明显的局限性。死亡率者这一指标没有考虑幸存者的健康状况。个体健康指标可以弥补这一缺陷，有助于我们多维度、多层次地衡量健康。

本书也存在一些局限，我们还不能得到任何因果推理，现有的研究仅仅验证了失业率和健康的负相关关系，我们还不能了解失业率影响健康的具体途径，而实证估计失业率影响健康的具体渠道，并估计贡献率恰恰也是研究的难点。因为失业率对健康的影响存在多种渠道，且多种渠道相互交织在一起。经济发展过程中难免产生污染、过度城市化、经济资源挤占民生资源等问题，成为危害健康的因素，特别是粗放型的经济增长，往往带来高污染、自然资源被过度利用、卫生条件匮乏等问题，损害居民健康。不过，随着政府政策的变化、产业结构升级的推动以及经济低碳化等政策的实施，上述负面影响将会有所缓解。政府政策和经济发展方式交织在一起，经济发展方式本身受政策导向影响，是政策的产物，政府又根据经济发展状况制定政策。如何厘清其中纷繁复杂的关系，并单独估计某一个变量的传递作用，是实证分析失业率对健康的传导机制的难题。

目前，中国健康和营养调查数据不能实现这一研究目的。中国健康和营养调查数据没有公开调查地区，也没有足够的社区层面的数据来估计该地区的政策和发展变量。要想系统分析这一问题，还有待于搜集更全面的微观数据，或者匹配宏观层面的数据。

参考文献

［1］蔡昉等．中国劳动力市场的转型与发育［M］．北京：商务印书馆，2005．

［2］朱若然，陈贵富．中国城镇失业决定因素的实证分析——基于 CHNS 面板数据［J］．产经评论，2014，3（3）：133 – 147.

［3］BURKHAUSER R V，CAWLEY J. Beyond BMI：The value of more accurate measures of fatness and obesity in social science research［J］．Journal of Health Economic，2008，27（2）：519 – 529.

［4］HOFFMAN J，BERTOT C，DAVIS M. Libraries

Connect Communities: Public Library Funding, Technology Access Study 2011 – 2012 [J/OL]. [2012 – 10 – 24]. http://viewer. zmags. com/ publication/4673a369.

[5] HAIDER S J, MCGARRY K. Recent trends in resource sharing among the poor [M]. Cambridge, MA: National Bureau of Economic Research, 2005.

[6] HESSEL P, VANDOROS S, AVENDANO M. The differential impact of the financial crisis on health in Ireland and Greece: A quasi – experimental approach [J]. Public Health, 2014 (128): 911 – 919.

[7] LEE R D. Population dynamics—Equilibrium, disequilibrium, and consequences of fluctuations [M]. // Rosenzweig MR, Stark O (eds.). Handbook of Population Economics. Amsterdam: Elsevier, 1997.

[8] MILNER A, KAVANAGH A, KRNJACKI L, et al. Area – level un employment and perceived job insecurity: Evidence from a longitudinal survey conducted in the Australian working – age population [J]. Annual Occupation Hygiene, 2014, 58 (2): 171 – 181.

[9] ROELFS D J, SHOR E, BLANK A, et al. Misery loves company? A meta – regression examining aggregate unemployment rates and the unemployment – mortality association

[J]. Annals of Epidemiology, 2015, 25 (5): 312 – 322.

[10] STUCKLER D, BASU S, SUHRCKE M, et al. The public health effect of economic crises and alternative policy responses in Europe: An empirical analysis [J]. Lancet, 2009 (374): 315 – 323.

[11] SCHWARZ P. Neighborhood effects of high unemployment rates: Welfare implications among different social groups [J]. The Journal of Socio – Economics, 2012 (41): 180 – 188.

[12] THOMAS A B, XIAOQI F. Health and the 2008 economic recession: Evidence from the United Kingdom [J]. Plos One, 2013, 8 (2): 396.

[13] World Health Organization. Obesity and overweight [R/OL]. [2015 – 01 – 15]. http://www. who. int/mediacentre/factsheets/fs311/en/.

6 失业率对健康效应的
异质性影响：基于中国健康和
营养调查数据

6.1 为什么要细化失业率对人群的影响?

不管是使用宏观层面的数据还是使用微观层面的数据，前文的研究都是在探讨失业率对人群总体的影响，并没细分人群进行分析。从本章起，我们将细分人群，探讨失业率对不同人群健康的差异化影响。

在前面的文献综述中，我们提到失业率对健康的影响在不同国家，甚至同一个国家的不同经济发展阶段都有所不同，除去方法论方面的原因以及社会保障水平的差异外，失业率对不同人群的作用存在差异也是一种可能的解释。假设失业率升高，退休的老年人的收入主要是退休金这一笔固定收入，这笔退休金不会因为失业率增加而减少，也就是说退休的老年人的绝对收入没有被削弱，相对收入因为失业率降低了社会的平均收入，反而有所增高，这意味着老年人获得了更多的资源来进行健康投资，老年人也不会因为可能会失业而形成心理压力。综上所述，老年人的健康可能因为失业率升高而改善；而对于因为失业率升高而丢掉工作的人群而言，失业率升高不仅会带来经济压力，还可能会带来心理压力，即便工作时间因此而缩短，但只要经济压力和心理压力对健康的冲击大于工作时间缩短带来的健康收益，健康状况就可能会恶化。如果只研究失业率对健康的总体作用，假如失业率升高带给老年人的健康总效用的绝对值超过了失业率升高对失业人群的健康总效用，那么我们得出的结论就是失业率没有对健康产生冲击，这样做忽视了失业率对不同人群健康的差异化作用，是用平均效用掩盖了异质性的问题。当失业率对老年人的健康收益大于失业率对就业人群的健康冲击的时候，失业率对总体人群的健康影响为正；反之，失业率对总体人群的健康效应为负。这导致了失业率对健康的作用不同的结论。

这样的研究结论可能会误导政策的方向。如果研究发现失业率对总人口的作用是顺经济周期而波动的，相应的政策应该是在经济衰退期加强政府对健康的投入。此时，老年人已经获得了更大的健康投资能力，继续加大老年人健康投资实质上是没有有效地配置卫生资源；反之，如果失业率对总人口的作用是逆经济周期而波动的，那么相应的政策是在经济衰退期，不用特意加大健康投资。这就忽视了失业率对失业人群的健康冲击。

事实上，失业率对不同人群健康的差异化作用是非常有可能存在的。在失业率对健康行为影响的分析过程中，我们发现失业率对就业人群和失业人群的健康行为的影响是不一样的。失业率导致失业人群吸烟和饮酒行为的变化更大。而这种健康行为的差异化可能也会表现在健康结果上，从而使我国失业率对健康结果的影响具有异质性。

本章使用中国健康和营养调查 1991—2011 年的数据，关注了失业率对健康影响的社会经济状况差异、人口特征差异和婚姻差异。我们把样本根据受教育程度划分为初中及以下、高中、高中及以上三个子样本，根据收入将样本划分为高收入组和低收入组，根据居住地区划分为城市人群和农村人群，根据年龄划分为老年人和非老年人，根据性别划分为男性和女性，根据婚姻情况划分为已婚人群和未婚人群，分别回归，探讨失业率对不同人群生活质量指数、患高血压病情况和肥胖的影响。

6.2 失业率对健康影响的社会经济状况差异

由于前文已经介绍过数据来源，在此我们不再赘述。

表 6-1 展示了失业率对社会经济状况不同的个体的

健康的异质性影响。随着失业率上升，不同教育水平的个体的健康状况均受到了负面的影响，但不同教育程度个体受失业率上升带来的负面影响的程度不一致。受影响程度最大的个体是初中及以下教育程度样本，其次为高中程度的样本，最后是高中及以上教育程度的样本。失业率每升高 1 个百分点，初中及以下教育程度样本的生活质量指数下降 9.3 个百分点，肥胖的可能性提高 1.37 个百分点，患高血压病的可能性提高 1.82 个百分点，均具有统计显著性；高中教育程度的样本的生活质量指数下降 3.1 个百分点（在 5% 的统计水平下显著），对肥胖和患高血压病的影响不具有显著性；失业率对高中及以上教育程度的样本的三类健康指标均不具有显著影响。

表 6 - 1　　　　失业率对不同社会经济状况的
个体的健康的异质性影响

	城市		农村	
	边际效用	标准误	边际效用	标准误
肥胖	0.9 ***	0.26	0.11	0.37
患高血压病	0.7 **	0.029	1.09	0.37
生活质量指数	− 0.03 **	0.015	− 0.025 **	0.01
	高收入		低收入	
	边际效用	标准误	边际效用	标准误
肥胖	0.36	0.56	0.58 *	0.17
患高血压病	0.79 **	0.29	1.31 **	0.5
生活质量指数	− 0.024 *	0.013	− 0.046 ***	0.012

续表

	就业人群		失业人群	
	边际效用	标准误	边际效用	标准误
肥胖	0.23	0.37	0.87 ***	0.26
患高血压病	0.82 ***	0.32	1.08 ***	0.31
生活质量指数	−0.045	0.031	−0.024 **	0.009

	初中及以下		高中		大学及以上	
	系数标准误	标准误	系数	标准误	系数	标准误
肥胖	1.37 ***	0.35	0.07	0.52	0.43	0.41
患高血压病	1.82 ***	0.45	0.57	0.42	0.63	0.47
生活质量指数	−0.09 **	0.04	−0.03 **	0.01	−0.02	0.01

注：（1）" * "表示在10%的统计水平下显著，" ** "表示在5%的统计水平下显著，" *** "表示在1%的统计水平下显著。（2）标准误为聚类标准误。

对不同收入水平的样本的分析也支持了该结论。失业率对低收入人群的负面影响程度大于高收入人群。失业率每升高1个百分点，低收入人群的生活质量指数下降4.6个百分点，患高血压病的概率提高1.31个百分点，且在1%的水平上具有统计学显著性。失业率每提高1个百分点，低收入人群的肥胖概率约为1%，在10%的水平上统计显著。失业率每上升1个百分点，高收入人群的生活质量指数会下降2.4个百分点，患高血压病的概率提高0.79个百分点，具有统计显著性。失业率对高收入人群肥胖概率的影响不具有统计显著性。

不管是有工作的个体，还是处于失业状态的个体，失业率升高都会降低居民的健康水平。但相比工作状态下的人群，失业率进一步走高对失业状态下的居民的健康危害更严重。失业率每升高 1 个百分点，失业人群的生活质量指数下降 4.5 个百分点，肥胖和患高血压病概率分别提高 0.87 个百分点和 1.08 个百分点；失业率对就业人群的生活质量指数和肥胖状况均不具有统计显著性影响，提高了其患高血压病概率约 0.82 个百分点，在 1% 的水平上具有统计显著性。

通常而言，收入、教育程度和就业是社会经济状况的衡量指标。社会经济状况好的人群，也就是收入高、受教育程度高，就业人群的健康水平高于社会经济状况差的人群。社会经济状况比较好的人群资源禀赋优厚，能够延缓失业率的健康冲击。随着失业率的提高，社会经济状况差的人群受到的健康冲击更大，二者的健康差距可能因为失业率的提高而扩大。相应的政策应该是失业率升高时，加强对社会经济状况比较差的人群的健康投资，政府给予适当的倾斜。

不过，与城市居民相比，失业率的增加对农村居民健康的影响略小。失业率每升高 1 个百分点，城市居民的生活质量指数下降 3 个百分点，农村居民的生活质量指数下降 2.5 个百分点，均具有统计显著性（在 5% 的统计水平下显著）。不过，二者的差异并不大。具体到肥胖和患高血压病，失业率对农村和城市居民的健康异质性影响表现得更为明显。失业率会显著提高城市居民肥胖和患高血压病的概率，对农村居民却没有明显影响。这可能与农村居民主要务农、与市场经济的关联度较小相关，他们受到的经济波动影响比较小。一般而言，城市居民的健康水平优于农村居民。当失业率提高的时候，城乡居民的健康差异会减少，反而是在经济繁荣、失业率下降的时候，城市居民能够更多地享受发展红利，城乡居民的健康差异会扩大。因此，当经济发展的时候，我们要关注农村居民的健康投资，保障经济发展成果惠及农村居民；而在经济低迷的时候，我们应该完善社会保障体系，给城市居民更多的生活保障。

6.3 失业率对健康影响的年龄、性别和婚姻状况差异

失业率对不同年龄群体的健康的影响存在差异（如表6-2所示）。失业率增加降低非老年人健康水平的程度更为明显。失业率每升高1个百分点，非老年人的生活质量指数代表的健康水平下降了4.9个百分点，肥胖和患高血压病概率分别显著上升了0.56个百分点和0.80个百分点；老年人的生活质量指数下降了3.6个百分点，患高血压病

概率升高了 0.94 个百分点，对肥胖的影响不明显。老年人的养老金是一笔固定收入，并不因为失业率的增加而下降；相反，随着失业率增加，老年人的相对收入提高，这成为改善老年人健康投资的一个积极因素（李实和杨穗，2011）。此外，随着失业率的增加，儿女的工作量下降，增加了陪伴父母的时间，也有利于老年人健康状况的改善（宁长富等，2002）。

表 6-2　失业率对不同生理特征的个体的健康的异质性影响

	老年人		非老年人	
	边际效用	标准误	边际效用	标准误
肥胖	0.72	0.81	0.62 ***	0.22
患高血压病	1.09 **	0.50	0.87 ***	0.25
生活质量指数	-0.03 **	0.015	-0.025 **	0.01
	男性		女性	
	边际效用	标准误	边际效用	标准误
肥胖	0.46	0.28	0.98 ***	0.31
患高血压病	1.29 ***	0.31	0.58 *	0.33
生活质量指数	-0.015	0.011	0.006	0.004
	未婚		已婚	
	边际效用	标准误	边际效用	标准误
肥胖	0.56 ***	0.21	2.83 *	1.56
患高血压病	0.9 ***	0.23	-0.16	1.42
生活质量指数	0.003	0.003	0.009	0.008

注：(1)"*"表示在10%的统计水平下显著，"**"表示在5%的统计水平下显著，"***"表示在1%的统计水平下显著。(2)标准误为聚类标准误。

经济增长对性别的影响比较混乱。失业率对女性生活质量指数的影响比较明显。失业率每升高 1 个百分点，男性的生活质量指数下降了 1.9 个百分点，女性的生活质量指数下降了 3.3 个百分点，且具有统计学意义（在 1% 的统计水平下显著）。失业率会明显增加女性肥胖的概率，却不会增加男性肥胖的概率。但是，失业率不会明显增加女性患高血压病的概率，却会增加男性患高血压病的概率。这可能与女性患高血压病情况本身就有高风险相关。

婚姻状况有助于缓解经济增长对个体健康的负面影响。相比未婚群体，失业率对已婚群体健康的负面影响要小得多。失业率不会改变已婚群体的健康状况，却明显恶化了未婚群体的健康情况。失业率每升高 1 个百分点，未婚群体的肥胖概率增加了 0.56 个百分点，患高血压病风险提高了 0.9 个百分点，且具有统计学意义。这可能与家庭成员的支持能够缓解失业带来的心理压力相关。

6.4 结论和讨论

正如我们所预期的，失业率对健康的异质性影响普遍存在。失业率提高对社会经济状况比较差的人群，即低教育水平、低收入、失业的个体健康危害比较大。此外，失业率提高对城市、未婚、非老年女性的健康危害相对比较大。

　　失业率对社会经济状况比较差的群体的健康负作用比较明显的可能解释是：我国社会保障制度相对比较弱，个体抵抗失业率对健康的冲击主要依靠自身的资源积累。由于社会经济状况比较好的群体的资源禀赋比较强，因此，在失业率升高期间，他们能更好地规避和分散失业率对健康的冲击，比如他们可以通过迁移或者购买各种补充保险防范和抵抗失业率的冲击。失业率对社会经济状况比较差的人群的健康冲击比较大，佐证了我们在前文提出的推断：我国之所以没有出现某些发达国家面临的失业率提高，健康改善的现象，社会保障体系是背后重要的原因（Thomas A B 和 Xiaoqi，2015）。因此，必须坚定不移地完善社会保障体系。

　　失业率对健康的异质性影响还提示我们，除了在卫生政策设计过程中考虑宏观经济情况以外，还要根据不同人群的特点设计具有针对性的健康干预政策。在失业率升高期间，卫生部门应该对以下几类人群予以特别关注，缓解失业率带给他们的健康冲击：一是社会经济状况比较差的人群，二是城市人群，三是年轻的工作人群，四是未婚人群。

　　除了卫生资源的适度倾斜以外，还可以根据上述人群的特点，对症下药，综合多种途径和方法，从社会背景入手，改善其健康水平。健康并不仅仅是卫生领域的事情，国民健康的影响因素是多维的，受到来自宏观经济情况的影响。相应地，改善健康也应该超越卫生视角看待问题，从"大健康"、"大卫生"的视角出发，采取综合措施改善居民健康水平。比如，针对社会经济状况比较差的人群，除了卫生领域的补贴外，通过各种政策缩小社会经济状况差异更为根本；对于未婚人群而言，失业率对他们的健康冲击途径可能是失业率攀升带来的心理压力得不到缓解，针对这样的情况，可以考虑组织联谊会或者互助会，帮助他们改善心理情绪；对于年轻人群而言，他们更担心失业带来的经济负担，觉得未来没有希望，为此应建立完善的医疗保障体系和失业保险制度，尽力免除他们的后顾之忧，并提供各种就业服务，帮助他们重燃生活热情。

失业率对不同群体的健康存在异质性影响，但这种异质性影响是否会带来健康不平等，现有的子样本分析不能给我们提供答案，有待于进一步分析。健康不平等是世界卫生领域关注的问题。健康不平等来源于社会经济状况的差异，比如收入不平等和城乡二元化；反过来，健康不平等又会进一步加剧收入不平等以及阶层分化。随着经济的发展，居民健康需求日益释放，健康不平等的矛盾日益显性化。如果失业率对不同群体的健康存在异质性影响，会带来健康不平等，那么我们需要更多地关注该问题，尤其是在经济发展较为缓慢的时候，避免形成恶性循环。

为此，本书将在第 7 章利用 CHNS 数据，使用倾向分值匹配的倍差法模型，实证检验失业率对我国与收入和城乡相关的健康不平等的影响。这也是我国健康不平等的两大集中表现。

参考文献

［1］李实，杨穗. 养老金收入与收入不平等对老年人健康的影响［J］. 中国人口科学，2011（3）：26 - 33.

［2］宁长富等. 社会化养老机构中老年人主观幸福感和抑郁情绪初步研究［J］. 中国行为医学科学，2002，11（5）：567.

7 失业率对健康不平等影响的实证分析：基于中国健康和营养调查数据

7.1 失业率对健康的异质性影响会转化为健康不平等吗?

公平和平等是医疗卫生领域的主要政策目标。Mooney（1998）认为，应将健康平等目标置于其他目标之上，甚至在效率与平等的取舍中也是如此。然而，各个国家和地区不同程度地存在着健康不平等问题。健康不平等是指经济、社会、文化因素引致的健康差别（马亚娜、刘艳，2002）。个体教育、职业、收入、居住地区等因素构成的社会经济地位是决定健康水平的重要因素。社会生态学模型表明，一个国家或地区的社会经济发展水平和方式直接决定个体社会经济地位及其差距，进而影响个体健康水平和分布（郑晓瑛、宋新明，2010）。失业率作为一国宏观经济形势的重要衡量指标，其对居民健康水平的影响已经得到充分证实（Okun，1963）。

囿于数据缺失，目前关于失业率对健康不平等的研究还比较少（Suhrcke 和 Stuckler，2012）。查阅文献便可发现，仅有三篇研究探讨了失业率变动对健康不平等的影响。Edwards（2008）对美国 20 世纪 80 ~ 90 年代失业率数据的分析、Subramanian 和 Kawachi（2008）对日本 20 世纪 90 年代失业率数据的分析、Barr 等（2015）对英国居民心理健康的研究均表明，失业率增加会扩大与社会经济状况相关的健康不平等。目前，我国只关注失业率对总体健康水平的影响，还没有研究分析失业率对健康不平等的影响。

通过第 6 章的分析，我们发现失业率对不同人群的健康存在异质性影响，本章我们进一步分析失业率对健康的异质性影响是否会转化为健康不平等。我们考虑了两类健康不平等：一是收入引致的健康不平等，二是与城乡相关的健康不平等。这两类健康不平等也是我国健康不平等的集中表现。

下文将采用 1991—2011 年中国健康和营养调查（CHNS）数据，使用倾向分值匹配（Propensity Score Matching）的倍差法（Difference – in – Differences）模型，探讨失业率对我国与收入和城乡相关的健康不平等的影响，为我国卫生政策的制定提供依据。

7.2　倾向分值匹配的倍差法模型

　　本书以失业率对与收入相关的健康不平等的作用为例，阐述研究方法。首先，本书使用倾向分值匹配确定处理组（treatment group）与控制组（control group）。Rosenbaum 和 Rubin 于 1983 年提出利用倾向分值匹配法（PSM 匹配法）来消除混淆因素（confounding factor）所产生的偏误，该方法已被广泛应用于政策实施效果评价等研究中。倾向分值匹配法通过均衡处理组与控制组之间的量分布，对非随机化研究中的混淆因素进行类似随机化的均衡，制造一个"准随机"试验；其利用"降维"的思想，将多个特征变量浓缩成一个指标——倾向得分，再通过它将处理组对象和控制组中预处理特征类似的对象相匹配，比较处理组与控制组的结果差异，可以有效降低样本选择的偏误问题。倾向分值匹配法是一种非参数统计技术，具有估计处理效应时不要求具有一定函数形式或服从特定假设的优点。在估计之前对样本组进行倾向分值匹配，在高收入组和低收入组中找到相似的处理组和控制组，以减少样本差异带来的偏差。其次，本书采用倍差法模型估计失业率对与收入相关的健康不平等的作用。具体多变量回归方程如下：

$$H_{ijt} = \alpha_t + \gamma_1 E_{jt} + \gamma_2 E_{jt} \times in_{ijt} + \gamma_3 in_{ijt} + \gamma_4 X_{ijt} + C_j + \varepsilon_{ijt}$$

其中，因变量 H_{ijt} 为健康指标，E_{jt} 为居住地区的调查就业率，X_{ijt} 表示控制的其他变量，C_j、a_t 分别表示地区效应和时间效应，ε_{ijt} 为残差；i、j、t 分别表示被调查者、调查地区和调查年份，in_{ijt} 为家庭人均收入分组。在样本中，家庭收入的中位数为基点，低于基点的归为低收入组，赋值为零，高于样本家庭收入中位数则等于 1。交互项 $E_{jt} \times in_{ijt}$ 系数为计量模型关注的重点，是体现失业率对健康不平等作用的指标。当因变量为患高血压病情况和肥胖情况的时候，我们使用了随机效应 Logit 模型，数据为 CHNS1991—2011 年的调查数据；当因变量为生活质量指数的时候，我们使用了 CHNS1991—2006 年的调查数据，采用了随机效应模型。

在研究失业率对与城乡相关的健康不平等的影响时，我们采用了与上述方法相同的方法，只是计量模型中的关键变量由失业率和收入虚拟变量的交互项变为失业率和城市虚拟变量的交互项，不再赘述。

7.3 失业率对与收入相关的健康不平等的影响

在控制了失业率和收入虚拟变量的交互项后，失业率对健康的影响没有改变：失业率和健康负相关。失业率每增加 1 个百分点，生活质量指数会下降 10.8 个百分点，高血压发病率会提高 0.51 个百分点，肥胖的比重会提高 0.44 个百分点，且具有统计显著性。收入对健康的影响与前期结果一致，收入增加并没有改善个体的健康情况，且具有显著性影响。

进一步地，我们通过观察失业率和收入虚拟变量的交互项，评估失业率对与收入相关的健康不平等的作用。当健康指标为生活质量指数和患高血压病情况的时候，该交互项具有统计显著性。失业率对高收入人群和低收入人群生活质量指数和患高血压病情况的异质性作用转化为与收入相关的健康不平等。失业率每增加 1 个百分点，高收入人群和低收入人群的生活质量指数的差异会扩大 1 个百分点，低收入人群高血压患病率比高收入人群高 0.72 个百分点。失业率攀升、经济衰退对低收入人群健康的负面影响更大。随着失业率的增加，不仅个体的健康水平会降低，个体间的健康差距也在扩大。因此，当经济进入下滑通道的时候，政府应该给予低收入群体更多的健康支持，而不应该顺经济周期，减少健康投资。

不过，当用肥胖来衡量个体的健康情况的时候，失业率和收入虚拟变量的交互项不具有统计显著性。尽管失业率会提高人群的肥胖比例，失业率每增加 1 个百分点，总人口中肥胖人口的比例会增加 4.4%，但失业率不会引致高收入人群和低收入人群在肥胖方面的差距。这与第 6 章子样本分析的结论吻合，失业率对高收入人群和低收入人群的肥胖没有异质性作用。

7.4 失业率对与城乡相关的健康不平等的影响

在控制了失业率和居住地区虚拟变量的交互项后，失业率对健康的影响没有改变：失业率和健康负相关。如表 7－1 所示，失业率每增加 1 个百分点，生活质量指数会下降 3.1 个百分点，高血压发病率会提高 1.53 个百分点，肥胖的比重会提高 1.05 个百分点，且具有统计显著性。居住在城市的健康的影响与前期结果一致，居住在城市并没有改善个体的健康状况，且具有显著性影响。

进一步地，我们通过观察失业率和居住在城市虚拟变量的交互项，评估失业率对与城乡相关的健康不平等的作用。当因变量为生活质量指数和高血压患病情况的时候，失业率和居住在城市虚拟变量的交互项不具有统计显著性，失业率不会改变与城乡相关的健康不平等。当因变量为肥胖情况的时候，城市居民肥胖比重比农村居民肥胖比重要高 0.44 个百分点，但随着失业率的升高，失业率每升高 1 个百分点，城市居民的肥胖比重会降低 0.07 个百分点，而农村居民的肥胖比重会增加 1.12 个百分点，扭转了城市居民肥胖比重高于农村居民的情况。因此，总的来说，失业率非但不会扩大与城乡相关的健康不平等，反而会缩减城市居民肥胖比例高于农村居民的情况。

这一结果与第6章子样本的分析结论一致。相比农村居民，失业率对城市居民的影响程度比较明显。这可能与农村居民享受到的发展红利有限相关。

表7−1　　　　　失业率对与健康不平等的影响

失业率对与收入相关的健康不平等的影响					
	高血压		肥胖		生活质量指数	
	系数	标准误	系数	标准误	系数	标准误
失业率	0.51 **	0.26	0.44 *	0.24	−0.108 ***	0.031
失业率和收入交互项	−0.72 **	0.29	0.25	0.27	0.01 **	0.004
收入	0.63 ***	0.04	0.008 ***	0.002	−0.006 ***	0.002
失业率对与城乡相关的健康不平等的影响					
	高血压		肥胖		生活质量指数	
	系数	标准误	系数	标准误	系数	标准误
失业率	1.53 ***	0.41	1.05 ***	0.37	−0.031 ***	0.009
失业率和城市居民交互项	−0.62	0.57	−1.12 **	0.56	0.011	0.01
城市居民	0.63 **	0.12	0.44 ***	0.11	−0.001	0.004

注：（1）"*"表示在10%的统计水平下显著，"**"表示在5%的统计水平下显著，"***"表示在1%的统计水平下显著。（2）标准误为聚类标准误。

7.5　结论和讨论

健康平等是我国卫生领域关键的政策目标。我国实施了若干政策，以减少我国与收入和城乡相关的健康不平等。但是，我国与收入和城乡相关的健康不平等始终存在且不断增加。缓解健康不平等关系到国计民生（王甫勤，2012）。以往我国的政策干预主要集中于健康不平等的微观决定因素，忽视了健康不平等的宏观决定因素。

本书使用 CHNS 1991—2011 年的面板数据，应用倾向分值匹配的倍差法模型分析失业率对以生活质量指数、肥胖和高血压发病情况衡量的与收入和城乡相关的健康不平等的作用。

失业率升高会扩大与收入相关的健康不平等。这与第 6 章失业率升高引致的健康损耗在高收入人群和低收入人群之间存在差异、失业率对低收入人群的健康冲击较大相符。背后的原因与前文的分析具有一致性：一是高收入群体可支配资源较为富足，收入缩水对高收入人群健康的边际效应低于低收入人群。高收入人群抵御失业导致的健康冲击的能力强于低收入人群。高收入人群可以通过市场获得补偿性的公共服务，反观低收入群体，受制于资源约束，他们从市场上获得补偿性的公共服务弱于高收入人群，低收入人群因失业率提升受到的健康冲击大于高收入群体，与收入相关的健康不平等可能因此扩大（赵忠，2006）。二是为了应对失业率提升采取的税收优惠、扩大投资的政策可能会挤出社会保障支出，这对高收入背景下的人群的健康无疑是雪上加霜，尤以低收入群体为甚。低收入人群由于自身资源禀赋较少，其对社会福利制度的依赖性更强。自然而然地，其因为社会福利制度削弱受到的健康冲击更为明显。

本书结论与 Edwards（2008）对美国的分析、Kondo 等（2008）对日本的分析一致。不过，在中国，失业率对健康不平等的影响程度小于美国和日本。以总体健康水平为例，失业率每升高 1 个百分点，中国与收入相关的健康不平等提高 1 个百分点，而日本健康不平等增加了 12 个百分点。

失业率升高不会引致与城乡相关的健康不平等。正相反，由于失业率对农村居民的健康冲击小于城市居民，还在一定程度上缓解了与城乡相关的健康不平等，但主要的原因是农村居民可以享受的发展红利有限，农村居民健康受到的失业率波动影响比较小。因此，期待通过失业率升高缓解与城乡相关的健康不平等无疑是饮鸩止渴。要想缓解与城乡相关的健康不平等，还是要改变中国以往的城乡发展的二元论，使发展的红利能够普惠城市居民和农村居民。

本书第一次使用中国数据研究了失业率对健康不平等的影响，并使用固定效应模型、倾向分值匹配法、倍分法等多个计量工具进行分析，有助于得到客观准确的结论，弥补国内研究的不足，但本书的研究还存在不足：首先，本书没有评价失业率影响健康不平等的路径，这使得我们难以有的放矢，设计相关的政策，控制失业率对健康不平等的负面作用，也不能解释为什么中国失业率对健康不平等的负面影响小于美国和日本。其次，失业率不仅会对与当期收入相关的健康不平等产生影响，还可能存在滞后作用，对长期健康差异产生影响。囿于数据，本书不能分析失业率对长期健康的差别影响，有待搜集更多期的面板数据进行分析。

不过，本书的研究结论仍然可以给我们一些政策启示。

首先，必须保证经济的平稳运行。失业率不仅会影响到一国的 GDP 和居民的收入水平，还会降低居民健康水平，并扩大与收入相关的健康不平等。经济的平稳运行意义重大。只有在经济平稳运行的情况下，我们才能有充足的时间和余地解决上述问题，而不会激化矛盾。因此，政府十分有必要控制失业率，保证经济的平稳运行。同时，在经济发展过程中，必须努力控制经济发展中的城乡不平衡和贫富差距，避免经济结构的失衡转化为健康不平等。

其次，强化失业保险等社会保障制度。失业率对低收入人群的健康冲击比较大，与经济衰退时期经济投资挤出医疗、教育等社会保障支出不无关系。医疗保险、失业保险制度能够提升低收入人群抵御失业带来的健康风险的能力。为此，我们建议：完善社会保障制度，使其不因经济周期而波动。同时，社会保障体系要侧重于低收入人群，减少收入差距和居住地区不同导致的获取社会资源能力的差异。

最后，坚持以人为本的社会发展战略，将健康融入所有政策，促进经济社会和国民健康的协调发展。除了个体的生理条件、社会经济状况之外，宏观层面的经济变量也是健康不平等的重要影响因素。卫生部门应该从一个更广泛的层面制定健康促进措施，除了要考虑微观个体的特征外，还要考虑宏观经济环境，坚持以人为本的社会发展战略，将健康融于万策。健康城市建设是将健康融于万策的良好抓手。世界卫生组织于 1984 年提出"健康城市"概念。健康城市从"大卫生"的高度出发，以人类健康为中心，通过政府主导、多部门合作和群众参与，整合城市规划建设和社会经济发展、产业结构调整等多个方面，最终实现人类健康和社会发展的和谐统一。建议以健康城市为平台，秉持"大卫生"的理念，推动健康融于万策。

参考文献

[1] 马亚娜，刘艳. 国际上关于健康不平等的四种理论 [J]. 国外医学，2002（2）：72-78.

[2] 王甫勤. 健康不平等：社会分层研究新视角. 中国社会科学报 [N]. 2012（7）：335.

[3] 郑晓瑛，宋新明. 人口健康与健康生态学模式

[J].世界环境，2010（4）：29-31.

[4]赵忠.使用自评健康数据度量我国健康的不平等
[J].中国劳动经济学，2006（4）：5-11.

[5] BARR B, KINDERMAN P, WHITEHEAD M. Trends in mental health inequalities in England during a period of recession, austerity and welfare reform 2004 to 2013 [J]. Social Science and Medicine, 2015（11）：9-15.

[6] OKUN. Potential GNP, its measurement and significance [M]. New Haven：Yale University, 1963.

[7] SUHRCKE M D, Stuckler. Will the recession be bad for our health? It depends [J]. Social Science and Medicine. 2012, 74（5）：647-653.

[8] EDWARDS R. Who is hurt by procyclical mortality? [J]. Social Science and Medicine, 2008, 67（12）：2051-2058.

[9] KONDO N, SUBRAMANIAN I, KAWACHI Y, et al. Economic recession and health inequalities in Japan：Analysis with a national sample, 1986-2001 [J]. Journal of Epidemiology and Community Health, 2008, 62（10）：869-875.

[10] MOONEY G. Beyond Health Outcomes：The Benefits of Health Care [J]. Health Care Analysis, 1998, 6（2）：99-105.

8　结语和政策建议

8.1　失业率与国民健康的矛盾与冲突

　　失业率是衡量经济发展的重要指标。失业率既反映了经济增长问题，也是整体性经济平衡的呈现。健康则是重要的民生目标。健康作为一种人力资本，既是经济发展的工具，也是人类发展的永恒目标。二者最理想的存在状态是低失业率和稳定的健康改善并存。然而，"理想是丰满的，现实是骨感的"，理想和现实总是存在偏离，体现在以下几个方面：一是失业率的波动。失业率总是随着宏观经济形势的调整而变动，如图 8 - 1 所示，各国失业率呈波浪状。某些年份，一些国家的失业率甚至超过了 10%，而宏观经济形势比较好的时候，失业率则能够低于 4%。

　　二是国民健康改善步伐落后于经济发展水平。以中国为例，改革开放三十年中，中国经济保持着年均 10% 的增长率，创下了经济增长的世界奇迹，使中国经济成为世界经济舞台上的重要力量。目前，中国已经成为世界第二大

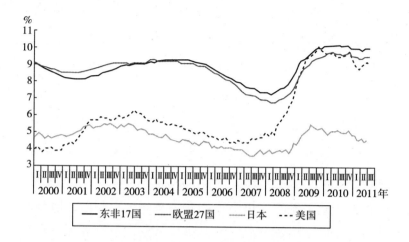

注："Ⅰ"表示第一季度，"Ⅱ"表示第二季度，以此类推。

资料来源：欧盟统计局。

图8-1 失业率波动

经济体，次居美国。然而，在国民经济高速发展的背景下，中国政府的卫生投入不足5%，中国居民健康改善步伐落后于经济发展水平。一方面，我国国民健康改善取得了若干成果：人均预期寿命高于75岁，超过世界平均水平；新生儿死亡率、婴儿死亡率、5岁以下儿童死亡率及孕产妇死亡率大幅下降。但另一方面，中国国民的健康状况也面临各种健康风险。中国是世界上最大的烟草消费国家，中国酒精消耗量不断增加，慢性病及各种传染病不断出现。联合国世界卫生组织和世界银行结合各年龄段的死亡率、吸烟率、饮酒率和大气污染程度等因素，以幼儿平均寿命、成年人吸烟率等健康相关指数为基础，给出了"世界最健康的国家"排行榜。在 145 个国家中，中国排名第 55 位，与世界第二大经济体的差距显著。

这样的偏离启示我们，尽管经济发展能够在一定程度上推动国民健康改善，但失业率总会有波动；况且，即便是经济持续发展，国民健康也未必能够持续获得改善。唯经济增长是从、一切指望经济发展来实现的想法不可行。

基于这一论断，也许我们应该考虑，一方面，协调经济发展和国民健康，促进二者协调发展；另一方面，避免失业率的波动传染至国民健康，消除潜在的健康威胁，在高失业率的状态下保障国民健康水平。这并不是空话，基于某些发达国家的数据表明，当经济增长处于低迷状态的时候，国民健康水平未必就会下降。

经济低迷、高失业率的社会经济背景存在有利于健康改善的因素。众所周知，环境污染是经济发展的衍生物，是当今国民健康的重大威胁。当经济低迷的时候，环境污染程度的减轻减少了污染引致的健康风险。此外，经济低迷、高失业状态下，工作时间减少以及减少在外就餐（高脂肪、高热量饮食）都能够减少健康威胁。

不过，现有的研究主要基于发达国家的数据。而已有研究表明，失业率和健康的关系在发展中国家和发达国家是不一样的。以饮酒为例，在发达国家，随着失业率的攀升，居民可能增加饮酒量，作为缓解压力的渠道；但是在发展中国家，由于经济压力和收入限制，居民饮酒量的增加可能就少于发达国家。缺乏中国失业率和健康关系的实证研究结论，我们就很难制定适合中国国情的政策，合理调节经济发展和健康的关系。

为此，我们使用中国的宏观和微观数据，在理论分析的基础上，估计中国失业率对健康的影响，在此基础上提出协调经济发展和国民健康的关系、促进国民健康改善的政策建议。

8.2 在中国，失业率攀升会拖累公众健康

在中国过去的三十年，究竟是失业率对健康的正向影响占上风还是负向影响占上风是本书的主要研究内容。为了回答这个问题，首先，我们基于格鲁斯曼健康需求模型讨论了我国失业率对健康行为、结果和健康不平等的影响。

理论研究表明，一是失业率与吸烟和饮酒的关系不明确。失业率增加往往会使个体改变偏好，更重视当前的效用，忽视长远的效用，并进而低估不良行为的长期后果，寻求短期回报，导致不健康的行为。不过，伴随着失业率的增加，收缩的预算约束可能有相反的效果（Janlert 和

Hammarström, 2009)。因为失业留给个人的可支配收入减少, 个人可能被迫放弃或减少烟草消费 (Falba 等, 2005)。

二是失业率对健康结果的影响不明确。当失业率处于低水平状态的时候, 失业率存在改善健康的如下因素: 收入增加, 社会健康投资能力增加。不过, 失业率低水平运行也会对健康产生各种不利影响: 工作时间延长, 污染增加。上述因素混杂在一起, 使健康收益曲线的移动方向难以确定, 我们不能确定失业率对健康结果的影响。

三是伴随失业率的升高, 健康不平等可能会扩大。唯一可以在理论上确定的是, 失业率升高会扩大健康不平等。以与收入相关的健康不平等为例, 其一, 失业率升高导致的收入约束收紧对低收入群体的健康影响更大, 因为收入对健康的边际效应递减。其二, 低收入群体的社会保障程度弱于高收入群体, 失业率升高更容易转化为对低收入群体的健康冲击。

从理论上而言, 失业率对健康行为、结果的影响并不明晰。尽管我们知道失业率会扩大健康不平等, 但我们不知道失业率和健康不平等的数量关系, 这都需要实证研究的支撑。实证研究分为三个阶段, 分别是失业率对健康行为的实证分析、失业率对健康结果的研究、失业率对健康不平等的研究。

　　我们应用中国健康和营养调查（CHNS）1991—2011年的个体微观数据检验了失业率对吸烟和饮酒等健康行为的作用。在控制个人特征和社会经济情况，包括个体的就业情况之后，失业率仍然会影响到吸烟和饮酒行为。失业率每增加 1 个百分点，受访者成为吸烟者的机会增加1.45%，吸烟者日均吸烟的数量会增加0.22 支；受访者成为饮酒者的机会增加0.87%，饮酒者饮酒频率每周超过3次的可能性提高 0.78%，受访者重度饮酒的概率增加0.5%。失业率对失业者吸烟和饮酒行为的影响大于其对就业者的影响。

　　本书结合宏观和微观数据分析失业率对健康结果的影响，应用1990—2014 年的省级面板数据探讨了失业率对死亡率的当期影响和长期影响。在我国，失业率对健康存在负面作用。短期内，在不考虑失业率和健康的内生性问题时，失业率每降低 1 个百分点，死亡率下降 3.7%；考虑内生性问题后，2 - step GMM 模型的回归结果表明，失业率每降低 1 个百分点，死亡率下降 4.8%。解决内生性问题后，失业率对健康的效应增加。长期来看，本书使用无限期滞后模型、Arellano 和 Bond（1991）GMM 的方法估计失业率对健康的长期影响：失业率每降低 1 个百分点，死亡率下降 6.8%。失业率对健康的长期影响大于短期影响，失业率对健康存在滞后性影响。

CHNS 微观数据的随机效应模型分析也表明，在我国，控制失业率有利于健康改善。失业率每下降 1 个百分点，生命质量指数提高 2.8%，肥胖人群比例下降 1.04%，而高血压患者比例下降 1.59%。

理论分析表明，失业率可能会影响健康不平等。本书分两个步骤估计失业率对健康不平等的影响。首先，根据被调查的年龄、性别、婚姻状况和社会经济状况拆分了 CHNS 数据，对各个子样本进行分析。研究表明，失业率波动对不同子样本健康状况的影响存在差异。失业率提高对低教育水平、低收入、在职的个体的健康危害比较大，对城市、未婚、非老年女性的健康危害相对较大。子样本分析证实了我们的理论推测，失业率对不同状态的个体的健康影响存在差异。失业率可能对健康不平等产生影响。

其次，我们利用 CHNS 全部数据，使用倾向分值匹配的倍分法模型实证检验失业率对我国健康不平等的影响。降低失业率有助于缩小与收入健康不平等，不过，失业率对与城乡相关的健康不平等影响不大。

综上所述，在中国，经济发展不但对健康水平有积极影响，也有助于改善健康分布。宏观经济变量是健康的重要影响因素，经济发展于国民健康而言显示出了重要意义：经济发展与健康正相关。社会保障程度不足可能是中国失业率升高的时候国民健康恶化的原因。基于上述推断，我们从四个方面提出政策建议：一是健康融于万策，二是走健康经济的道路，三是卫生投入逆经济周期，四是完善社会保障制度。

8.3　健康融入所有政策

8.3.1　宏观经济状况影响居民健康，必须坚持将健康融入所有政策

党的十八大胜利召开标志着我国走向了全面建成小康社会的新历史时期，党的十八大提出了实现中华民族伟大复兴的中国梦，而健康梦是中国梦的重要组成部分。习近平主席强调要让每个人可以享受到"更高水平的医疗卫生服务"。社会生态学模型表明，除了基因遗传和个体的社会经济状况外，宏观经济环境也是影响人群健康的重要因素。社会是人们出生、生长发育、生活、工作、养老的场所，社会环境及其公平性直接影响健康。本书的研究证实了，在中国，失业率不仅会影响吸烟和饮酒等健康行为，还是健康结果以及健康不平等背后的重要因素。长期以来，以失业率为代表的宏观经济波动造成了资源分布不均衡，这对中国居民的健康行为、健康水平和健康公平性产生了不利影响，也对我们改善和促进健康公平提出了新的挑战。维护人民健康，改善健康公平，实现中国的健康

梦，必须要将健康融入所有政策中，站在经济发展的战略高度，将经济发展红利转化为健康红利，规避经济波动引致的健康风险，实现健康改善和经济发展协调并进。这不仅仅取决于卫生部门的体制机制改革，更需要各部门以及全社会参与到促进健康改善的活动中来。建议建立跨部门合作机制，以稳定的就业机会、宜居的住宅等改善人们的日常生活和工作环境，真正在各个维度上覆盖更多人群，提高全体国民的健康水平，并不断弥合不同地区和人群之间的健康差距。

8.3.2 健康融入所有政策与国际理念一致

世界卫生组织作为引领和指导全球卫生发展的国际组织，多年来一直倡导健康融入所有政策，关注宏观经济波动的健康效用，并通过发布有影响力的宣言、申明等方式将这一理念在世界范围推广。比如，世界卫生组织在 1978 年发布《阿拉木图宣言》，确定了 2000 年人人享有能使他们过着社会及经济富裕生活的健康水平的奋斗目标，并达成了一个共识：除了卫生部门努力之外，还要有农业、畜牧、食品、工业、教育、住房、交通等部门及社会组织的协作，共同增进居民健康。1986 年《渥太华健康促进宪章》指出，非卫生部门在政策制定的过程中，要考虑政策对健康的影响。1999 年的哥德堡健康影响评估共识文件、2010 年的阿德莱德申明和 2011 年的里约政治宣言都强调多部门要共同致力于公众健康和福祉的提升，并提倡将多部门参与卫生政策制定的过程制度化。世界卫生组织总干事也多次强调，健康的社会决定因素于健康而言意义重大，其他部门的政策也会对健康产生深刻的影响。要应对健康问题，必须充分运用将健康融入所有政策的策略，借助多部门、全社会的力量促进全民健康改善。

8.3.3　将健康融入所有政策的策略

一是建立多部门协作机制。首先，卫生部门发挥引领作用。卫生部门在多部门合作促进健康方面有着优良的历史、传统和社会群众基础，由 30 多个部门参与的爱国卫生运动就是成功案例。新中国成立以来，爱国卫生运动本着"政府组织、地方负责、部门协调、群众动手、科学治理、社会监督"的方针选择与国家各个阶段国情相适应的工作重点，其工作成就得到了社会的广泛认同。这一工作机制在地方病防控、慢性病管理工作中也得到了继承和发展。在新时代推动健康融于所有政策，建立多部门协作机制，卫生部门应该发挥引领作用。卫生部门作为政府管理卫生事业的专门机构，掌握第一手的健康信息，能够较为及时准确地确定主要健康问题。卫生部门要主动提供专业信息，加强和有关部门的协调，发挥积极的引领作用。

其次，建立部门协作机制和问责机制。以消除健康不公平为目标，新西兰、芬兰、英国等国家树立了"维护健康是政府各部门的共同责任"的理念，并建立了多部门协调机制，由政府首脑或者高级代表牵头组建国家健康委员会，定期组织卫生和医疗保障、财政、教育、科研、就业环境等相关部门行政首长会议，及时解决职能交叉和卫生发展的系统性问题，协调制定国家总体健康战略和行动计划。所有的利益相关方参与决策以确保健康成果可持续。这些机制层次高、结合紧密、规则严谨、执行力强、便于问责，展现了国家维护健康的政治承诺，有利于促进各部门的健康行政整合和资金投入，确保健康融入所有政策的可持续性和可操作性。

在我国推动健康融入所有政策的过程中，也必须坚持多部门协作机制，通过市场准入、产业政策、财税政策等加强产业结构调整和经济增长方式的转变，提高行业准入标准，控制污染和生态破坏，创造宜居的、促进国民健康的生活和工作环境。价格部门要提高烟草的税率，取消不利于健康的政策补贴。农业、食品业可减少加工食品含盐量，或者使用低钠盐。环境部门应制定实施更加严格的环境标准，提高处罚标准。交通和建设部门可优化道路、交通和住房规划，提供便利的建设设施。立法和司法部门可加大针对酒驾、违法排放等违法问题的处罚力度。新闻媒体要担负起倡导健康生活的责任。不仅如此，企事业单位、社会组织乃至每个家庭、每位居民都应该对雇员健康、家人健康、自身健康负起相应的责任，做到人人参与、人人享有健康。

二是理顺、整合相关机制，将健康城市作为推进抓手。

为了更好地推进健康融入所有政策，应着重在传播理念、建立机制、推进实施等方面加强整合和协调工作，进一步明确健康融入所有政策的目标、策略和方法，并通过立法手段、规划手段和政策手段加以引导，形成合力。如在健康相关立法中明确各部门职责，在规划中充分考虑健康因素，利用相关经济社会政策引导和鼓励控烟、减盐、降糖、限酒等健康生活消费方式，尤其是建立重大项目立项前的健康评估程序，形成有力、有效、有序的工作机制，以便将"健康融入所有政策"的理念落到实处。

1984 年世界卫生组织提出了"健康城市"的概念。20 世纪 90 年代以来，世界上很多国家的城市加入了建设健康城市的行列，目前已经有 2000 个以上的城市参加。我国的一些城市比如北京、苏州、长春、株洲等在国家卫生城市创建工作的基础上进行了有益的探索。健康城市涉及医学、城市地理学、社会学、政治学等多个方面，体现了全民参与的特点。应不断推进健康城市为代表的实践探索，使其成为将健康融入所有政策的良好工作抓手。

8.4　实现健康经济

　　鉴于经济良性发展对于中国国民健康的重要性，保障经济发展刻不容缓。然而，今后经济发展不应该只是重视经济数量、忽视经济质量的破坏性发展，而是充分挖掘健康人力资本的经济增长效应，探索经济发展和国民健康协调进步的新的发展模式，实现健康经济。

　　关于健康与经济发展关系的认知经历了几个阶段的演进过程。早期，"唯经济增长是从"，认为发展最重要的目标是提高人均收入（以人均 GDP 作为主要衡量指标），财富的增加自然而然会改善社会福利，健康和教育等作为经济增长的"副产品"，可以在经济增长的过程中，顺其自然地实现，并能公平地分配给全体民众，使民众享受到发展的红利。然而，发展的经验表明，人均 GDP 较快增长未必能够转换为社会福利，更不用说民众能够公平地分享发展实惠，出现"有增长但没有发展"和"经济进步了，健康却倒退"的现象。在市场化改革的过程中，印度、中国均出现过类似现象。因此，单纯追求物质数量的增长、以单一的人均 GDP 衡量发展存在很大的局限性。

　　其后，发展的理念经历了"有限制的发展观"和"满足基本需要的发展观"阶段，逐步转向以人为本，重视人的自身需求（包括物质和非物质需求）的阶段。自20世纪80年代中后期开始，尤其是90年代以来，以阿玛蒂亚·森为代表的一批发展经济学家围绕能力、权利与福利形成了一套新的发展观理论，系统化了以人为本的发展认知。阿玛蒂亚·森从人类发展的角度来评价健康：对于每一个个体而言，最根本的就是获得生活的基本能力，而健康是人们拥有其他各种能力的最基本的前提。只有拥有健康功能，人们才有能力完成其他"功能性活动"，并实现有价值的生活。因此，健康不仅是发展的工具，也是发展的目标，是促进人全面发展的最基本的能力，也是发展的意义和价值。健康既具备功能性，也具有价值性。这一观点逐步被国际社会所接受，并予以推广。从1990年起，联合国开发计划署将人口健康指标列为衡量一国经济发展与社会进步的重要指标。世界银行报告《增长的质量》中提出的发展思路和框架也反映了这一人类发展观。与此同时，全球关于增进健康的承诺也是千年发展目标的重要部分。

基于这一认知，健康经济的发展道路为国家、社会所认可。所谓健康经济，是以保障和促进经济健康为目标，以维护生命健康为导向进行资源配置的一种新型发展模式。它意味着经济运行必须以不损害人的生命健康为底线，以保障生命安全、提高健康水平为原则，充分考虑发展的资源显性成本和健康隐性代价，实现生产过程、市场流通、产品服务和消费处置的全程健康，践行以人为本。现阶段，我国正处于转型期，经济的稳定增长对改善国民健康意义重大；反之，经济的进一步增长对人力资本的质量要求越来越高。走健康经济的发展道路，以人口健康促进经济增长，以经济增长稳定国民健康是一种既稳增长又调结构，既利于当前又利于长远的战略选择。在新时期，我国政府应更加注重协调经济发展和健康的关系，将健康转化为经济增长的源泉，实现在国民经济持续稳定发展，改善国民健康方面有所作为的目标。

具体而言，实现健康经济，首先，要重视大众健康教育，树立全民健康观念。健康是人类全面发展的基础，是社会的第一资源，是社会文明最重要的标志之一。一个国家的经济发展水平和能力，在很大程度上取决于一国人口的数量、质量以及人力资本利用程度。因此，关注健康、以国民健康促进经济增长，符合以人为本、改善民生、全面建成小康社会的发展目标。对于我国这样的人口大国来说，如果不能持续维护和改善人口健康，那么人力资源会转化为人口负担，引起经济停滞乃至衰退。

重视大众健康教育，树立全民健康观念，对我国经济健康发展尤为重要。应加快普及公共卫生与健康知识教育，引导居民改变不科学的健康观念，树立良好的健康意识，培养健康的生活习惯。只有人人树立健康观念，人人参与防病治病，形成科学文明的生活方式，国民的健康素质才能提高，社会才能实现和谐与可持续发展。

其次，发展健康产业，将健康融于经济发展策略。健康产业是一个具有巨大市场潜力的新兴产业，涉及医药产品、保健用品、营养食品、医疗器械、保健器具、休闲健身、健康管理、健康咨询等多个与人类健康紧密相关的生产和服务领域。

随着社会发展和人们生活水平的普遍提高，以及人们生活方式的改变，健康产品的总需求急剧增加。以生物技术和生命科学为先导，涵盖医疗卫生、营养保健、健身休闲等健康服务功能的健康产业成为 21 世纪引导全球经济发展和社会进步的重要产业。大力发展健康经济，能够加速释放消费需求，创造就业，促进产业结构调整和经济发展方式转变，实现经济增长提质增效，更可以扩大内需，提升人力资本质量，加速释放消费需求，创造就业。

在发达国家，健康产业已经成为带动整个国民经济增长的强大动力，健康行业增加值占 GDP 的比重超过 15%，而在我国，健康产业仅占 GDP 的 4% ～ 5%，低于许多发展中国家。发展健康产业既可以保障健康需求，也有利于经济可持续增长，是经济发展和国民健康改善的契合点。

最后，提高医疗保障水平，提高医疗卫生服务体系效率、可及性和公平性。医疗保障与医药卫生事业直接相关、相互影响、密不可分。一方面，医疗保障体系的不断健全，将为国民健康提供稳定的资金来源，这些资金最终全部通过购买服务的方式转化为医疗卫生机构的收入，为医疗卫生事业发展提供稳定的资金来源；另一方面，医疗保障机构作为全体参保人员的利益代表，在购买医药服务的过程中，将发挥对医疗机构的监督、制约、引导作用，有利于形成外部制衡机制，规范医疗服务行为，促进医药卫生体制改革，推动医疗机构加强管理。建议实现医疗保障全覆盖，提高医疗保障能力，以医疗保障为抓手，最终提高整个医疗卫生服务体系的可及性、公平性和效率。

由于历史原因，我国医疗可及性、医疗服务质量与发达国家相比还有较大差距，城乡居民医疗服务利用不公平，收入引致的健康不平等现象依然广泛存在。政府应继续加大改革力度，不断增加卫生投入，建立完善医疗卫生保障制度，合理配置卫生资源，完善公共卫生服务体系，促进医疗卫生领域的公平性，确保人人享有基本医疗。

8.5　政府卫生投入逆经济周期上扬

政府卫生投入关系到一国健康投资总量，是影响国民健康的重要因素。近年来，随着经济的发展和国民对健康重视程度的提高，世界各国对卫生系统的投资额逐年增加。OECD国家的卫生总费用连续40年以超过GDP增长速度2%的趋势增长，预计到2050年，其卫生总费用占GDP的比例将达20%以上。基于这些国家的宏观研究表明，1960—1985年健康对经济增长的贡献已经可以忽略不计（Knowles和Owen，1995、1997）。另外，过高的健康投资可能会抑制物质资本积累，从而对经济增长产生一定的负面影响（Zon和Muysken，2001、2003）。研究发现，在经济衰退期，公众健康未必会随着失业率的增加而恶化。因此，有的学者提出了控制卫生费用、减少健康投资这样的政策建议。这一建议是否适用于中国？基于本书的研究结论和已有的文献，我们认为答案是"不"。我们应该保持，甚至增加中国的卫生费用，尤其是在经济进入下行通道期间。

我国自1981年开始核算中国卫生总费用，至今已有30多个年头，在这30多年里，我国卫生总费用占GDP的比重基本维持在3%~4.8%。2009年，我国开始全方位推进医药卫生体制改革，卫生总费用占GDP的比重首次突破了5%。总体而言，我国的卫生费用占GDP的比重远远低于发达国家，中国国民的健康水平远远低于发达国家。中国还存在若干健康问题，中国的卫生体系还远远不能满足居民日益增加的卫生服务需求。中国没有理由停止对健康的投资，甚至减少健康投资。

　　此外，本书的研究表明，在中国，失业率始终与健康存在正向关系。随着失业率的增加，居民吸烟和饮酒比例增加，生活质量指数下降，肥胖和高血压患病率反而提高。失业率攀升还会引致与收入相关的健康不平等。当经济下滑的时候，失业率的升高引致的个体资源禀赋减少、健康投资能力削弱，缺乏保障引致的心理压力都是健康风险因素。政府增加卫生投入无疑可以在一定程度上起到缓解上述风险的作用。首先，政府增加卫生投入可以弥补个体因为失业率增加而减少的资源禀赋，使其走出被迫减少健康投资的窘境。在现代社会，健康投资包括两个方面：一个是个体投资，另一个是政府投资。受制于失业率带来的经济压力，个体可能会减少健康投资，从而对其健康产生不利的影响。此时，政府增加投资，可以补齐健康投资，保证健康投资总量不会因为失业率增加、经济发展停滞而受损。其次，政府增加的卫生投入的一部分将用于社会保障体系建设。据前文推断，社会保障体系不足是高失业率期间，中国居民健康状况下行的可能原因。完善社会保障体系建设，则可以延缓这一发展趋势。

　　在经济衰退期间，政府收入也面临紧缩的态势，政府增加卫生投入的资金如何筹集呢？提高烟草和酒精税率以及向富人征税可能是出路之一。在失业率提高期间，烟草和酒精消费量处于增加的状态。尽管经济困窘者可能会减少吸烟、饮酒，但由于吸烟、饮酒支出占收入的比例逐步下降，经济压力不能扭转失业人群的心理压力刺激的烟酒消费，烟酒消费仍然处于上扬态势。对烟酒增税能够加重经济压力对烟酒消费的影响，可能在失业率提高期间改变这种态势。烟酒税的征收是为了限制和减少烟草、酒精及其制品生产与消费，增加政府财政收入，世界各国普遍对烟酒及其制品征税，体现了政府"寓禁于征"的调控意图。当前，中国烟草税负不足50%，远远低于世界卫生组织提倡的70%，而酒及酒精税负仅为3.5%，通过提高烟酒税率，提高烟酒的支出占比，可能会改变失业率提高背景下烟酒消费增加的现状，并为政府卫生投入增加开源。

此外，向富裕人群开征税收也是办法之一。研究表明，随着失业率的提高，相比收入较低的人群，富裕人群规避和转嫁健康风险的渠道比较多，低收入人群和高收入人群的健康差距可能会扩大，与收入相关的健康不平等加大。向富裕人群开征税收，并补贴收入较低的人群，体现了税收"取之于民、用之于民、造福于民"的本质，既可以增加经济衰退期间政府的卫生投入，改善健康投资，提高国民健康水平，又可以减少与收入相关的健康不平等，一举两得，何乐而不为呢？

综上所述，鉴于中国国情特点，在卫生投入远远达不到卫生需求的条件下,我们不但不能减少政府卫生投入,而且还要逆流而上,在经济衰退期间,通过提高烟酒税率和加重富裕人群的纳税负担,增加政府收入以及卫生投入,保证健康投资。

8.6 完善社会保障制度

不同于我国,很多发达国家的数据表明,失业率升高未必有害于健康改善。1900—1996 年和 1972—1995 年的美国、1960—1997 年的 OECD 国家,其国民健康状况并没有随着经济下行而下降。我国的研究结论与这些发达国家的研究结论的差异可能与中国尚未建立完善的社会保障体系相关。首先,中国的社会保障体系不健全使居民的资源禀赋极易受到宏观经济的影响。失业引致居民可支配的经济资源迅速下降,这可能迫使居民减少健康投资和健康服务利用,形成健康风险;相反,丰富的、稳定的资源禀赋有利于居民获得更好的生活条件和医疗服务,助力健康改善。其次,在社会保障体系不够健全的情况下,失业率的变化极易传导到心理方面。缺乏社会保障体系这一"社会安全网垫",经济衰退时期的高失业率往往会使居民担心失业和生活质量。精神紧张和压力较大的生活状态往往会危害个体健康。

　　目前，我国社会保障体系还有待完善。一是我国社会保障体系不仅覆盖面窄，而且覆盖方式不合理。据统计，2013 年底，全国享有领取待遇的养老保险参保人数约 1.5 亿人，全国领取失业保险金的只有 197 万人，农村领取退休金的人群仅占 18.7%。被征地农民和农民工是个不断增长、规模庞大的特殊群体，社会保障制度对这一人群存在保障不足的问题，凸显制度创新与储备严重不足。截至2014 年 6 月底，全国农民工参加基本养老保险、基本医疗保险、工伤保险、失业保险的人数分别为 2380 万人、4153万人、5054 万人、1518 万人。总体而言，我国社会保障体系的覆盖面还比较窄。与其他国家相比，中国社会保障体系的覆盖程度只相当于低收入国家的水平。1990—2001年我国社会保障支出占 GDP 的平均比重为 5.09%，同期德国、日本、法国、瑞典、英国和美国社会保障支出占 GDP 的平均比重分别为 26.7%、13.6%、28.6%、32.1%、22.1% 和 14.8%。

　　与此同时，中国社会保障体系覆盖方式存在不合理的弊病。以养老保险为例，享有养老保障的那部分职工领取的实际养老金占了工资水平的 80%～90%，因此，其总体处于低覆盖、高替代的状态，并且社会保障存在分层：社会经济状况比较好的人群，社会保障能力更优；相反，那些社会经济状况比较差的人群享受到的社会保障资源相对比较差，不能满足社会保障的基本目标。以医疗保险为例，城市职工所享受的城镇职工医疗保险不管是在报销范围，还是在报销比例上，都远远好于农村居民享受的新型农村合作医疗保险，而城镇居民 2014 年的可支配收入平均为 2.9 万元，远远高于农村居民 1.04 万元的平均可支配收入水平。

二是有效性不足，保障水平低。社会保障是保障人民生活的一项基本制度。社会保障水平越高，社会成员应对社会问题的能力越强。当前，我国社会保障水平不足以实现这一目标。根据我国对远期的社会保障力度的规划，计划养老金目标替代率将从 80% 左右最终降至 58.8% 左右，医疗保险待遇从 90% 左右降至 60% 左右。最低生活保障也存在着有效性不足的问题。就城镇居民保障而言，尽管城镇居民受助人口不断增加，但因保障水平低，部分相对贫困的城镇居民得不到充分的帮助，并不能改变生活保障不足的状况；在农村养老保险方面，农民如果参保新型农村合作医疗并连续缴费 15 年，60 岁后每月最低只能领取 73 元养老金，即便按照最高标准缴费，最多也只能获得每月 129 元的养老金。这一保障力度显然过低，也属于社会保障体系的有效性不足。

三是多头管理，政出多门。目前，我国社会保障管理体制还存在管理分散、政出多门的问题，未能形成统一的管理体制。以养老保障的管理为例，国企职工由劳动和社会保障部门管理，公务员隶属人事部门负责，贫困群体则由民政部门负责。由众多机构共同行使社会保障职能，缺乏宏观协调、综合平衡，又提高了管理成本，易造成多头管理、各自为政的局面，降低了社会保障的管理效率。同时，社会保障还存在市场化程度偏低的弊端。社会保障一直由政府部门管理，社会保障基金的筹集、支付、运营由政府部门经办，行政烙印明显，与市场接轨不足，与居民需求脱轨，没有实现真正的社会化管理，而社会保障基础管理水平落后，统计数据虚假，也容易导致决策失误。

四是财政支持不够，空账情况严重。由于社会保障是公共产品，具有巨大的正外部性，所以政府应该承担社会保障的责任。财政对社会保障事业的资金投入是建立公共财政体制的重要内容。但是，我国财政对社会保障事业的资金投入还不足以满足社会保障的资金需求。我国社会保障收支的缺口不断扩大，尤其是养老保险空账运行情况最为严重。根据财政部公布的相关数据，截至 2014 年底，我国城镇职工基本养老保险的个人账户累计记账额达 40974 亿元，城镇职工基本养老保险基金累计结余额达 31800 亿元。也就是说，即使把城镇职工基本养老保险基金所有结余资金都用于填补个人账户，也仍有接近 1 万亿元空账。如果空账继续维持，将会在未来若干年后造成养老保险金的支付危机。个人账户的做实，取决于"老人"和"中人"账户的资金来源。原有的保障安排下，"老人"和"中人"没有实行缴费制，而是由国家负责，"老人"和"中人"有一部分工资在财务上不作为企业成本，而是作为企业的超额利润上缴给国家，当职工生老病死时再由国家补偿给劳动者。现在实行新的养老保险制度，国家对这部分劳动者予以补偿，是符合常理的。社会保障改革中所遇到的资金不足问题，并非真正的资金不足，而是历史遗留问题没有解决、财政对社会保障的投入并未真正到位等造成的。

五是基金监管不到位，运用低效。社会保障基金高缴费率与低收缴率并存、各级政府社会保障的财政责任模糊、社会保障资金预算软约束、社会保障基金保值增值不理想是我国社会保障基金运用和监管过程中的突出问题。目前，我国参与社会保障基金管理的部门有多个，如财政、民政、劳动、人事部门等，各部门对基金的管理渠道衔接不够紧密、对基金的管理不够专业、对基金使用的监管不到位，造成了社会保障基金集中和使用过程中管理混乱的局面。同时，社会保障基金的管理过于分散，造成社会保障基金的增值速度极为缓慢，增值率很低，有的地方甚至发生社会保障资金被贪污、挪用或盲目投资放贷，致使资金无法收回，造成社会保障基金的极大损失，社会保障基金的安全性得不到保证，也阻碍了我国社会保障事业的健康发展。

社会保障体系的完善关系到规避经济发展中的健康风险、保障国民健康的重要使命。当前，我国社会保障体系面临着扩大社会保障体系覆盖范围、提高社会保障水平、加大财政投入、改善社会保障基金管理的四大方面难题。基于当前我国社会保障体系的多重问题，完善社会保障体系任重而道远。根据理论和实证研究，本书强调了社会保障体系规避经济发展潜藏的健康风险的重要性，但鉴于本书对社会保障体系没有进行系统的研究，围绕社会保障制度的健全与社会保障能力的提高，本书只是提出了努力方向，未能提出行之有效的具体政策建议，在此仅是抛砖引玉。

综上所述，在促进经济发展和健康协调并进方面，本书强调了四个方面的方向：一是政府应该从一个更广泛的层面制定健康促进措施，除了要考虑微观个体的特征外，还要考虑宏观经济环境，合理配置卫生资源，制定更有效的健康政策。二是将经济发展和国民健康合理结合，发展健康经济，深化医药卫生体制改革，使健康经济成为经济增长新的增长极。三是保证卫生投入，尤其在经济衰退、失业率升高期间，应该逆经济周期，增加卫生投入。四是必须加紧完善我国的社会保障体系，规避经济衰退可能带来的健康风险。

　　此外，对于关注全球健康的人士而言，他们也许会发现我们的研究也很有用。现在全球健康正经历经济的波动与起伏。与发达国家相比，发展中国家的"社会安全网"通常较弱。经济衰退期间，发展中国家人口的健康结果更容易受到经济冲击，预计发达国家和发展中国家之间的健康差距将扩大。因此，经济衰退时期，我们要增加对发展中国家的健康投入，避免发达国家和发展中国家健康不平等的加剧。

　　事实上，发达国家也不能因此放松警惕。世界卫生组织调查了欧洲地区约 50 个国家的公众健康状况、经济社会发展水平等问题，重点研究了就业率、贫困率等因素对健康的影响。其发布的报告称，既没有在校读书或参加技能培训的经历，又没有工作的青年人将使欧洲多国未来几年面临公众健康挑战。上述青年群体出现慢性病、抑郁甚至自杀的风险都较高，如果不加以干预，这颗"定时炸弹"有可能在未来 10~20 年爆炸，造成巨大影响。因此，在经济衰退期间，针对发达国家失业人群的健康干预同样不容忽视。

参考文献

[1] FALBA T, TENG H M, SINDELAR J L, et al. The

effect of involuntary job loss on smoking intensity and relapse [J] . Addiction, 2005, 100 (9): 1330 - 1339.

[2] JANLERT U, HAMMARSTROM A. Which theory is best? Explanatory models of the relationship between unemployment and health [J] . BMC Public Health, 2009, 9 (2): 268.

[3] KNOWLES S P, OWEN D. Health capital and cross - country variation in income per capita in the Mankiw - Romer - Weil model [J]. Economics Letter, 1995 (48): 99 - 106.

[4] KNOWLES S, OWEN D, DORIANP. Education and health in an effective - labour empirical growth model [J]. Economic Record, 1997, 73: 314 - 328.

[5] ZON A V, MUYSKEN J. Health and Endogenous Growth [J]. Journal of Health Economics, 2001 (20): 169 - 185.

[6] ZON A V, MUYSKEN J. Health as a principal determinant of economic growth [J/OL] . [2003 - 01 - 21]. Working Paper, MERIT - Infonomics Research Memorandum Series. http: //digitalarchive. maastrichtuniversity. nl/fedora/ objects/guid: ce39b642 - 56ec - 4ffb - ba7aeaa9518f3f3c/ datastreams/ASSET1/content.